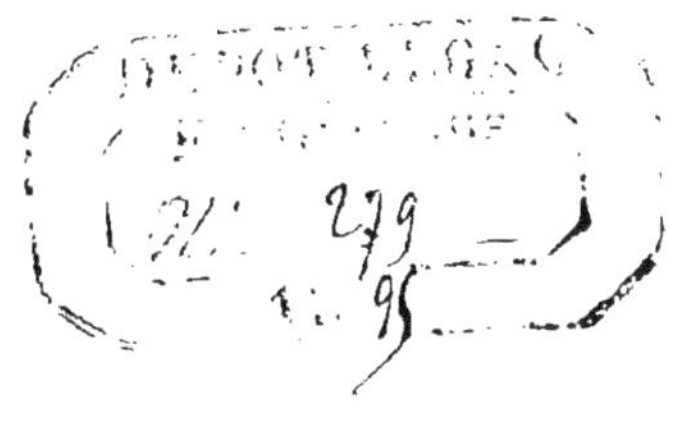

PRINCIPES D'HYGIÈNE

PRINCIPES
D'HYGIÈNE

RÉDIGÉS

CONFORMÉMENT AUX DERNIERS PROGRAMMES OFFICIELS

ADOPTÉS POUR L'ENSEIGNEMENT

DANS LES LYCÉES, COLLÈGES ET ÉCOLES NORMALES PRIMAIRES

PAR

M. B. LAMOUNETTE

AGRÉGÉ DE L'UNIVERSITÉ

DOCTEUR ÈS SCIENCES, PROFESSEUR D'HISTOIRE NATURELLE ET D'HYGIÈNE
AU LYCÉE DE TOULOUSE

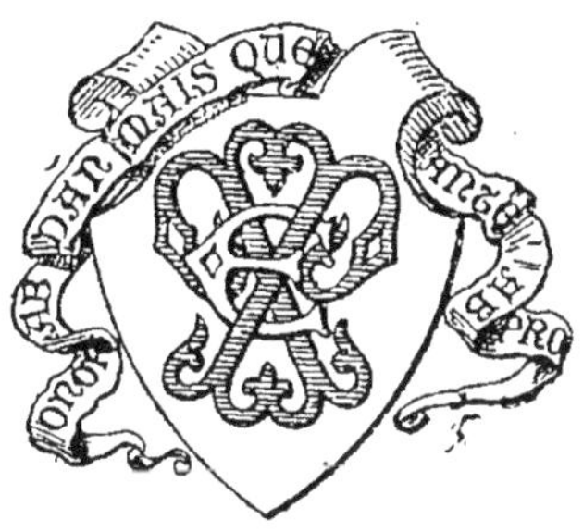

TOULOUSE
ÉD. PRIVAT, ÉDITEUR
45, rue des Tourneurs, 45.

PARIS
O. DOIN, ÉDITEUR
4, place de l'Odéon, 4.

PRÉFACE

Cet ouvrage a été rédigé conformément au programme du 28 janvier 1890 pour l'enseignement de l'Hygiène dans les Lycées et Collèges, et au programme du 10 janvier 1889 dans les Écoles normales primaires. J'ai cru rendre quelque service à ceux qui voudront bien le consulter en ajoutant, à la suite du développement de ces programmes, un bref résumé des premiers soins qu'il est urgent de donner en cas d'accident grave en l'absence du médecin et en attendant son arrivée.

En présentant ce modeste travail aux jeunes

gens pour lesquels il a été spécialement écrit, je voudrais les savoir pénétrés de cette pensée qu'ils sont appelés à rendre les plus grands services à la société en conseillant et en prenant au besoin autour d'eux des mesures urgentes, propres à lutter avec toutes les chances de succès contre les milieux défavorables à la santé des individus et contre les maladies qui nous frappent ou qui frappent autour de nous. S'il est une notion dont ils doivent être profondément convaincus, c'est celle qui résulte des importantes découvertes faites dans le domaine de l'Hygiène, à la suite des mémorables recherches de M. Pasteur et des savants qui ont marché dans sa voie : *les maladies contagieuses peuvent être définitivement vaincues ; on en guérit quelques-unes, mais on supprime la plupart d'entre elles, ce qui vaut encore mieux, et on les supprime par l'Hygiène.* On les supprime... il faudrait dire on parviendra à les supprimer, car elles contribuent à faire de trop nombreuses victimes, grâce à l'ignorance qui est leur meilleur auxiliaire puisqu'elle laisse les individus inertes, impuissants en face de la maladie qui les guette.

La démonstration de ce fait apparaîtra éclatante, indiscutable, je l'espère, aux lecteurs de ce livre, et je ne puis que leur conseiller d'en tourner les feuillets, de les étudier, de les méditer et d'en graver les principes essentiels dans leur esprit. Ils trouveront ce travail aride, — inutile peut-être, — car nos jeunes gens se préoccupent avant tout de l'étude des matières exigées dans les examens qu'ils se préparent à subir, et il est probable que l'Hygiène ne sera pas de longtemps encore comprise dans ces matières.

Peu importe, il leur restera toujours quelque chose des leçons du professeur et des lectures qu'ils auront faites, même rapidement ; ils n'oublieront jamais qu'il est une science, utile entre toutes, qui assure la santé, le plus précieux des biens. Ils retourneront à elle un jour ou l'autre, et alors, grâce à la situation qu'ils occuperont dans la société par leur fortune ou par leur instruction, ils rendront à la patrie tous les services qu'attendent d'eux les hommes éminents qui patiemment, sans bruit et sans relâche, consacrent leurs meilleurs efforts à la préparation de générations éclairées et saines.

B. Lamounette.

Mars 1891.

PROGRAMME

Prescrit pour la classe de Philosophie de l'Enseignement secondaire classique, par arrêté du 12 août 1890.

(Douze conférences d'une heure chacune.)

L'Eau. — Les diverses eaux potables : eau de source, eau de rivière, eau de puits. — L'eau de source seule est pure ; toutes les eaux peuvent être contaminées ; modes de contamination.

Des moyens de purifier l'eau potable : filtration, ébullition.

L'Air. — De la quantité d'air nécessaire dans les habitations, etc. — Dangers de l'air confiné. — Renouvellement de l'air. — Ventilation. — Altération de l'air par les poussières, les gaz.

Voisinage des marais.

Les Aliments. — Falsifications principales des aliments usuels, solides et liquides.

Viandes dangereuses : parasitisme et germes infectieux (trichinose, ladrerie, charbon, tuberculose) ; viandes putréfiées (intoxication par la viande du porc, les saucisses).

Des boissons alcooliques. — L'alcoolisme.

Les Maladies contagieuses. — Qu'est-ce qu'une maladie contagieuse ou transmissible ? Exemple : une maladie type dont la transmission est expérimentalement facile. Le charbon, expériences de M. Pasteur.

Indication rapide des principales maladies contagieuses de l'homme, voies de transmission : l'air, l'eau, l'appareil respiratoire, l'appareil digestif.

Teigne, gale, fièvres éruptives, variole, rougeole, scarlatine, tuberculose.

Vaccination. Revaccination. — Mortalité par variole.

Mesures de préservation. — Prophylaxie. — Désinfection. — Propreté corporelle.

Conditions de salubrité d'une maison. — La maison salubre, la maison insalubre.

Les maladies transmises par les déjections humaines : fièvre typhoïde, choléra.

Notions de police sanitaire des animaux. — Maladies transmissibles à l'homme : la rage, la morve, le charbon, la tuberculose.

Abatage, enfouissement. (Loi du 21 juillet 1881 sur la police sanitaire des animaux.)

PROGRAMME

Prescrit pour les Écoles normales primaires, par arrêté du 10 janvier 1889.

(Vingt leçons d'une heure.)

L'Eau. — Les diverses eaux potables : eau de source, eau de rivière, eau de puits. L'eau de source seule est pure; toutes les autres eaux peuvent être contaminées; modes de contamination.

Des moyens de purifier l'eau potable : filtration, ébullition.

L'Air. — De la quantité d'air nécessaire dans les habitations, etc. Dangers de l'air confiné. Renouvellement de l'air, ventilation, voisinage des marais.

Les Aliments. — Falsifications alimentaires principales des aliments solides et liquides ordinaires.

Les viandes dangereuses : parasitisme ou germes infectieux (trichinose, ladrerie, charbon, tuberculose).

Viandes putréfiées, intoxication par la viande du porc, les saucisses.

Les Maladies contagieuses. — Qu'est-ce qu'une maladie contagieuse? Exemple : une maladie type et démonstration simple. Le charbon, expériences de M. Pasteur. Indication rapide des principales maladies contagieuses de l'homme.

Mesures de précaution. Ce que c'est que la désinfection.

Les Matières fécales. — Moyens d'évacuation : fosses fixes, étanches, etc. Épandage, préservation des cours d'eau. Les maladies transmises par les matières fécales : fièvre typhoïde, choléra.

La Maison salubre. — La maison d'école salubre (application des préceptes précédents). Air, eau, lieux d'aisances, etc.

Les Maladies contractées à l'école. — Teigne, gale; exemples de quelques maladies contagieuses. Fièvres éruptives (variole, rougeole, scarlatine).

Vaccination. Revaccination. — Mortalité par variole.

Hygiène de l'enfance. — Nouveau-né. Son alimentation. Préjugés populaires. Le lait. Dangers quand il provient d'une vache tuberculeuse.

De quelques maladies des animaux. — La rage, la morve, la peste bovine, le charbon. Abatage. Enfouissement (loi du 21 juillet 1881 sur la police sanitaire des animaux).

PRINCIPES D'HYGIÈNE

L'EAU

§ 1. — Caractères généraux des eaux potables.

Rôle de l'eau dans la vie de l'homme.
Origine des eaux de l'alimentation.
Les principes qui peuvent être contenus dans les eaux.
Qualités d'une eau potable et pure.

1. **Rôle de l'eau dans la vie de l'homme.** — L'eau est indispensable à la vie de l'homme, et elle joue un rôle important au double point de vue de la *quantité* et de la *qualité*.

Au point de vue de la *quantité*, on estime tout d'abord qu'un homme adulte doit absorber de un litre et demi à deux litres d'eau par jour, autant pour compenser les pertes qui se produisent sans cesse par la transpiration et la sécrétion des glandes (glandes sudoripares, reins, etc.), que pour favoriser la digestion et l'absorption des aliments et pour maintenir les tissus dans leur état normal (60 %

d'eau environ)[1]. En outre, l'eau est utilisée largement pour les soins de propreté, pour les préparations culinaires, etc. Aussi, les hygiénistes admettent que l'homme devrait disposer par jour de 140 à 160 litres d'eau, ainsi décomposés : service domestique, 54 litres; bains, 13; cabinets, 27; pertes, 13: service municipal, 22; industries, 22. La plupart des grandes villes distribuent l'eau le plus généreusement possible; Paris va donner à chaque habitant 250 litres par jour; Marseille en donne 470 litres et Rome 1,100.

La *qualité* de l'eau absorbée influe tellement sur la santé et le développement de l'homme qu'on a pu établir un rapport entre elle et la beauté des populations. Il est, au reste, prouvé actuellement que, sans tenir compte des principes nuisibles, minéraux ou organiques, qui peuvent s'y rencontrer, l'eau est le véhicule naturel des germes de plusieurs maladies contagieuses. Aussi l'hygiène doit-elle envisager tout spécialement l'eau *au point de vue de la qualité.*

2. **Origine des eaux de l'alimentation.** — L'homme utilise pour son alimentation toutes les eaux de pluie, et ce n'est que dans des cas exceptionnels qu'il fait usage de l'eau des mers après distillation. Toutes les eaux ont, par conséquent, une origine commune, la pluie, et les différences de composition qui les caractérisent tiennent à des

1. La quantité de 1 litre et demi à 2 litres comprend non seulement l'eau de boisson, mais aussi l'eau des potages, du lait, du vin, etc.

causes secondaires qui font entrer dans les unes des principes qui ne se trouvent pas dans les autres. Si l'on n'envisage que le sens strict des mots, on doit désigner sous le nom d'*eaux potables* toutes les eaux qui concourent à l'alimentation de l'homme. Mais tout le monde sait que les eaux des *sources*, des *cours d'eau*, des *puits*, des *citernes*, des *étangs*, etc., ont des qualités spécifiques qui recommandent les unes et font rejeter les autres toutes les fois qu'il est possible de le faire ; ce sont là autant d'origines, en quelque sorte *secondaires*, dont il importe d'établir les conditions générales.

1° *Eaux des sources*. — Une partie de l'eau des pluies *s'infiltre* dans le sol, dont elle traverse lentement, goutte à goutte, les couches *perméables*, pour s'arrêter, à une profondeur variable d'un point à un autre, au-dessus d'une couche *imperméable* généralement formée d'argile. A cet état, elle constitue une *nappe souterraine* qui, suivant l'horizontalité ou l'inclinaison de la couche imperméable, s'écoule au dehors par plusieurs points ou par un seul point : ce sont là les *sources*, dont le débit dépend principalement de l'abondance des eaux d'infiltration.

Les eaux des sources sont limpides, d'un goût agréable, d'une température à peu près constante.

2° *Eaux des cours d'eau*. — Une autre partie de l'eau des pluies s'écoule à la surface même du sol en se creusant de petits lits temporaires, et contribue à former les cours d'eau avec les sources et avec le produit de la fonte des neiges et des glaces. A l'inverse des eaux des sources, les cours d'eau coulent *à découvert*, condition défavorable pour le maintien des bonnes qualités primitives de leurs eaux; en outre, les cours d'eau alimentent des usines variées, reçoivent les égoûts, les impuretés des linges lavés, etc. Aussi la composition de leurs eaux varie-t-elle d'un point à un autre et est-elle de plus en plus complexe à mesure qu'on s'éloigne de leur lieu d'origine.

3° *Eaux des puits*. — Les puits sont alimentés par des nappes souterraines provenant des eaux d'infiltration. Maçonnés ou non, ils sont généralement creusés, dans les villes comme dans les villages, à une faible profondeur du sol, c'est-à-dire à travers des couches imbibées jusqu'à saturation des eaux ménagères, des déjections, etc. Il en est dont les eaux renferment tellement d'impuretés qu'ils ont reçu le nom caractéristique de puits *punais*. L'eau des puits *artésiens*, puisée à une profondeur très grande (500 mètres et plus), ainsi que l'eau des puits ordinaires profonds de 30 mètres, convenablement établis et entretenus, se trouvent seules dans les conditions générales des eaux de sources.

4° *Eaux des citernes*. — Les citernes sont des réservoirs variés, en zinc, en bois, en maçonnerie, etc., qui reçoivent les eaux des pluies généralement recueillies par les gouttières. Ces eaux ont le grave inconvénient d'avoir tout d'abord balayé les toits souillés par la fumée et par les poussières les plus diverses, ce qui les rend peu recommandables.

5° *Eaux des étangs, des marais*, etc. — Les étangs et les marais sont des réservoirs naturels où se rassemblent les eaux des pluies qui y restent à l'état de stagnation plus ou moins complète. Dans les étangs et les marais, une foule d'êtres, animaux et végétaux, vivent, meurent et pourrissent ; ce sont des conditions absolument mauvaises pour la conservation des bonnes qualités de leurs eaux, qui deviennent épaisses, fétides, à tel point que les animaux mêmes s'abstiennent de les boire.

3. **Les principes qui peuvent être contenus dans les eaux.** — Les principes ou matières qui peuvent être contenus dans les eaux sont très nombreux et variables, non seulement d'une eau à une autre, mais dans une même eau. Nous indiquerons les plus importants d'entre eux dans les trois catégories suivantes : *gaz*, *principes minéraux*, *matières organiques*, en insistant plus particulièrement sur ceux qui sont nuisibles à l'organisme.

1° *Gaz.* — Les principaux gaz dissous dans les eaux sont l'*air*, l'*acide carbonique* et l'*ammoniaque* enlevés à l'atmosphère par les pluies. L'air et l'acide carbonique rendent les eaux de boisson agréables au goût ; l'acide carbonique favorise certaines fonctions digestives, ce qui explique l'usage des boissons gazeuses ; l'air n'est pas indispensable, car de tout temps les Chinois ont fait usage d'eau bouillie.

L'ammoniaque se trouve dans les eaux en très petite quantité (quelques milligrammes par litre), et généralement sous forme de carbonate d'ammoniaque. Il est aussi le produit de la décomposition des matières organiques, ce qui peut rendre suspectes certaines eaux qui en renferment des quantités plus grandes.

2° *Principes minéraux ou matières fixes.* — On évalue la quantité des matières fixes en soumettant les eaux à une ébulition prolongée jusqu'à siccité complète; ces matières restent dans le vase sous forme de dépôt que l'on pèse. On trouve ainsi généralement de 0gr16 à 0gr40 par litre. L'analyse chimique seule permet de distinguer la nature de ces matières, qui varient principalement suivant la nature des terrains traversés. Il n'y a pas de matières fixes dans les eaux distillées; il n'y en a pas non plus ou il y en a très peu dans les eaux des citernes, ce qui n'indique nullement que ces eaux doivent être préférées aux autres, car certains principes minéraux sont indispensables.

Les *sels de chaux* dominent dans les matières fixes, et, parmi eux, le *carbonate* et le *phosphate de chaux*, qui sont particulièrement utiles pour le développement du tissu osseux. Lorsque le *sulfate de chaux* se trouve en quantité dépassant 0gr2 par litre, l'eau est dite *séléniteuse;* elle ne dissout pas le savon et elle est impropre à la cuisson des légumes.

Les *sels de soude* sont les plus importants après les sels calcaires : le *chlorure de sodium,* le *sulfate* et le *carbonate de soude* se trouvent habituellement dans toutes les eaux, même dans les eaux de source.

Les *sels de potasse* et de *magnésie* ne se rencontrent ordinairement dans les eaux qu'en quantités minimes; en proportions plus grandes, les *sels de magnésie* produisent des effets purgatifs.

Les *nitrates*, même en quantités minimes, doivent rendre les eaux de boisson suspectes, car ils proviennent de la décomposition des matières organiques.

Les *chlorures* sont habituels dans les eaux, qu'ils rendent absolument mauvaises au-dessus de 50 milligrammes par litre.

Signalons encore la *silice*, les *bromures*, les *iodures*, en quantité extrêmement faibles.

3° *Matières organiques*. — Les matières organiques sont dissoutes ou non dans les eaux, à l'état mort ou à l'état vivant.

Les matières organiques mortes proviennent, pour la plupart, de la décomposition des animaux et des végétaux après leur mort, tandis que les matières organiques vivantes sont des êtres organisés ou des germes d'êtres organisés; parmi elles, nous citerons des *œufs* microscopiques de vers parasites de l'homme et des animaux et des *microbes*, tels que le microbe de la fièvre typhoïde, de la dysenterie et du choléra.

On évalue approximativement la quantité de matières organiques contenues dans les eaux en calculant le poids d'oxygène qu'elles empruntent au permanganate de potasse alcalin et bouillant, parce qu'il y a une proportionnalité constante entre ce poids et cette quantité. Toute eau est suspecte quand elle renferme plus de 2 milligrammes par litre de matières organiques.

L'analyse chimique des eaux doit toujours être complétée par l'analyse microscopique, qui seule peut renseigner sur la nature des germes ou des êtres qui se trouvent dans les eaux de l'alimentation; mais l'analyse microscopique ne peut être entreprise que par les personnes versées dans l'étude des infiniment petits.

4. **Qualités d'une eau potable et pure.** — Ainsi qu'on l'a vu, une bonne eau potable n'est pas de l'eau distillée, qui, par la distillation, a perdu les gaz et les principes minéraux jouant un rôle important dans la nutrition.

Une bonne eau potable se reconnaît à certains caractères, les uns purement *physiques*, les autres *chimiques*.

Au point de vue physique, une bonne eau potable a une saveur agréable et légère; elle reste limpide et inodore après un repos de plusieurs jours. Ces caractères peuvent être observés par tout le monde, mais ils ne donnent qu'une indication vague que les caractères chimiques doivent préciser.

Voici les résultats généraux donnés par les analyses chimiques :

1° L'eau potable doit mousser facilement avec *peu de savon*. Chacun peut faire un essai rapide à cet égard; mais, en chimie, on détermine exactement le *degré hydrotimétrique* de l'eau, c'est-à-dire la quantité de savon employée pour faire mousser une quantité donnée d'eau. Les chimistes ont établi ainsi une échelle de degrés telle que toute eau est *très pure* de 5 à 15° hydrotimétriques, potable de

15 à 30°, suspecte au-dessus de 30° et absolument mauvaise au-dessus de 100°. A partir de 30°, l'eau mousse difficilement parce qu'elle contient trop de sels minéraux, ce qui se voit par la mauvaise cuisson des légumes et le lavage insuffisant du linge.

2° L'eau potable doit contenir des sels minéraux, mais en quantité relativement faible. 50 centigrammes au plus par litre. Le sulfate de chaux rend les eaux dures, lourdes à l'estomac quand il dépasse 20 centigrammes par litre.

3° Les chlorures se trouvent dans les bonnes eaux potables, mais la quantité totale de *chlore* doit être très faible, 15 milligrammes par litre pour une eau très pure, moins de 40 milligrammes pour une eau potable ; au-dessus de 50 milligrammes, toute eau est suspecte, et absolument mauvaise au-dessus de 100 milligrammes.

4° Toute eau est suspecte lorsqu'elle renferme plus de 2 milligrammes par litre de matières organiques. Le caractère tiré de l'absence de dépôt et d'odeur par le repos ou par la filtration peut n'avoir aucune signification, car les organismes microscopiques passent à travers les filtres.

En résumé, une eau est considérée comme potable lorsque l'analyse chimique donne les nombres suivants :

1° Degré hydrotimétrique au-dessous de 30 ;

2° Poids des sels minéraux, 50 centigrammes au plus par litre ;

3° Poids du sulfate de chaux, 20 centigrammes au plus par litre ;

4° Poids total du chlore des chlorures, moins de 40 milligrammes par litre ;

5° Poids des matières organiques, au plus 2 milligrammes par litre.

Mais l'eau potable qui réunit ces conditions et les caractères physiques indiqués plus haut n'est pas nécessairement une *eau pure*, car elle peut renfermer des êtres vivants, des microbes, germes de graves maladies ; aussi dirons-nous que *l'eau potable doit être pure et que l'eau potable qui renferme des êtres vivants est impure, par conséquent suspecte et dangereuse.*

§ 2. — Les eaux potables pures et les eaux impures.

L'eau des sources est pure.
Les eaux courantes peuvent être contaminées.
Les eaux des puits peuvent être contaminées.
Toutes les autres eaux peuvent être contaminées ; l'eau de source seule est pure.

5. **L'eau des sources est pure.** — La composition des eaux des sources varie suivant la nature des terrains ou des roches traversés par les eaux d'infiltration : les eaux des roches siliceuses sont pauvres en principes minéraux ; celles des roches calcaires et des roches argileuses sont riches en sels de chaux ; celles des roches gypseuses en sulfate de chaux, etc. Une bonne partie de ces divers principes minéraux est absorbée dans le sol par les racines des plantes.

ce qui peut être considéré comme une épuration partielle des eaux des sources.

Ce qu'il importe surtout de faire ressortir, c'est que les conditions de la formation des sources permettent de regarder leurs eaux comme *absolument pures* de tout germe vivant. Les eaux des pluies passent goutte à goutte à travers les diverses couches du sol; elles entraînent nécessairement les impuretés des couches superficielles, telles que les germes nuisibles; mais les couches plus profondes agissent comme des *filtres parfaits*, qui retiennent tout ce qui n'est pas parfaitement dissous dans les eaux qui les traversent. Aussi peut-on dire d'une façon absolue que les eaux des sources, si elles réunissent par ailleurs les conditions des eaux potables, méritent une confiance parfaite dans l'alimentation de l'homme, parce qu'elles sont entièrement pures de tout germe, si grandes que soient les impuretés des couches superficielles du sol.

6. **Les eaux courantes peuvent être contaminées.** — Les eaux courantes sont généralement pures à leur origine, mais, dans leur parcours, elles sont soumises à un grand nombre de contaminations diverses, qui peuvent les souiller jusqu'à un degré incroyable. En effet — sans compter que la nature des terrains traversés varie d'un moment à l'autre, ce qui a pour résultat d'augmenter la quantité des matières fixes — les cours d'eau servent à un grand nombre d'usages (lavoirs, usines, etc.), et sont comme les réservoirs naturels de toutes les impuretés des villes et des villages (lavage des rues,

vidanges, égouts, etc.). « Deux cours d'eau anglais, l'Aire et le Calder, ont été particulièrement signalés à ce sujet, et les remarques de Fonssagrives et de Nichols les ont rendus célèbres dans les deux mondes. Ces deux malheureuses rivières reçoivent de plusieurs villes industrielles toutes les impuretés imaginables : matières fécales, urines des habitants, cadavres d'animaux, débris d'abattoir, eaux des filatures de laine et de coton, des corroieries, tanneries, fabriques de produits chimiques, boues de la voie publique, etc... Les eaux ainsi outragées sont noires, fétides, et rien que leurs émanations poussent à la nausée » (Dr Arnould).

Sans chercher si loin des exemples d'eaux contaminées, souillées, nous rappellerons que les eaux de la Bièvre, à Paris, sont tellement altérées que les herbes vertes n'y peuvent vivre à partir d'Antony, et que, surtout pendant l'été, des gaz d'une odeur repoussante se dégagent de ce petit cours d'eau.

Les rivières qui traversent les grandes villes industrielles sont tout aussi impures que la Bièvre. Une goutte d'eau prise dans la Seine, à Chaillot, et étudiée au microscope par M. J. Poisson, renfermait des poils, des cellules épithéliales, des fils de laine, de coton, des organismes divers..., en un mot, tout un monde d'impuretés ; on a pu compter cent mille germes et quelquefois davantage dans un centimètre cube d'eau très souillée.

Toutes les souillures des eaux courantes se manifestent à l'analyse chimique par la disparition de l'oxygène et l'abondance des sels ammoniacaux, et, à l'analyse microscopique, par une proportion exagérée de matières organiques et de germes vivants. Au point de vue physique, les eaux courantes souillées se reconnaissent à des caractères qui ont été mis en évidence par M. Gérardin. D'après ce savant, une eau est saine lorsque les animaux et les végétaux doués d'une organisation supérieure peuvent y vivre; elle est infectée lorsqu'elle fait périr ces mêmes êtres et qu'elle ne peut nourrir que des infusoires et des cryptogames. Dès que les eaux s'altèrent, les poissons éprouvent des malaises évidents; ils remontent à la surface, s'engourdissent, et ne tardent pas à périr si l'altération persiste... Le *Cresson de fontaine* est la plus délicate des plantes aquatiques; les Roseaux, les Patiences, les Ciguës, les Menthes, les Nénuphars, s'accommodent d'eaux médiocres. Les *Phragmites*[1] survivent les derniers, car ils continuent à croître et à se développer dans les eaux les plus infectes.

Parmi les Mollusques, la *Physa fontinalis* ne vit que dans des eaux très pures: la *Valvata piscinalis*, dans les eaux saines; les *Lymnées*, dans des eaux ordinaires; les *Planorbes* et les *Bithynies*, dans les eaux médiocres. Aucun mollusque ne vit dans les eaux infectées.

En d'autres termes, les meilleurs réactifs des eaux courantes sont les êtres vivants : végétaux phanérogames et mollusques.

1. Les Phragmites sont des plantes de la famille des Graminées; une espèce de Phragmites (Ph. communis) porte le nom de *roseau à balais*.

Cependant les grandes villes ne peuvent pas suffire aux besoins des habitants avec les seules eaux des sources; nous verrons comment elles utilisent les eaux courantes.

En résumé, les eaux des cours d'eau sont souillées, contaminées à partir de leur origine, et leur contamination est due principalement aux impuretés qu'elles reçoivent à leur passage dans les villages et dans les villes.

7. **Les eaux des puits peuvent être contaminées.** — Les puits qui s'alimentent à des nappes souterraines situées au moins à 30 mètres de profondeur renferment des eaux pures s'ils sont maçonnés au ciment à leur partie supérieure et convenablement garantis à l'extérieur par une margelle élevée et un toit impénétrable. On comprend que les eaux de ces *puits de sources* se trouvent entièrement dans les conditions des eaux des sources et qu'elles ont été parfaitement filtrées dans les couches du sol.

Mais, en général, les puits sont peu profonds (de 5 à 12 mètres), mal cimentés, alimentés par des eaux presque superficielles et impures. Ces eaux, souillées par les fosses d'aisances imparfaitement maçonnées, par les eaux ménagères, les fosses à purin, les eaux croupissantes, etc., doivent toujours — et surtout en temps d'épidémies — être considérées comme très suspectes; elles sont pour ainsi dire infailliblement souillées, contaminées par tous les germes entraînés par les eaux d'infiltration insuffisamment épurées.

Nous empruntons à l'excellent *Précis d'hygiène appliquée* du Dr Richard, la figure et la description des *puits tubés* qui méritent une confiance absolue, car ils sont garantis contre les souillures qui peuvent provenir de la surface du sol ou de sa profondeur (*fig.* 1).

« Lorsque l'on cherche l'eau d'une couche profonde et qu'on a intérêt à écarter la nappe superficielle, on procède comme il suit : on commence par enfoncer un tube conducteur d'un calibre assez fort, — mettons 35 centimètres — jusqu'au dessous du niveau de la nappe ; dans l'intérieur de ce premier tube on en fait passer un second que l'on poussera jusque dans la couche à capter. Puis, dans l'espace annulaire, compris entre les deux tubes, on coule du ciment de Portland très liquide qui, une fois qu'il est pris, rend toute communication impossible entre les eaux de la nappe supérieure et celles de la nappe inférieure. Cet isolement est très utile dans les cas où la nappe supérieure est contaminée par des infiltrations d'usines, de fosses d'aisances, de dépôts de fumiers, etc. »

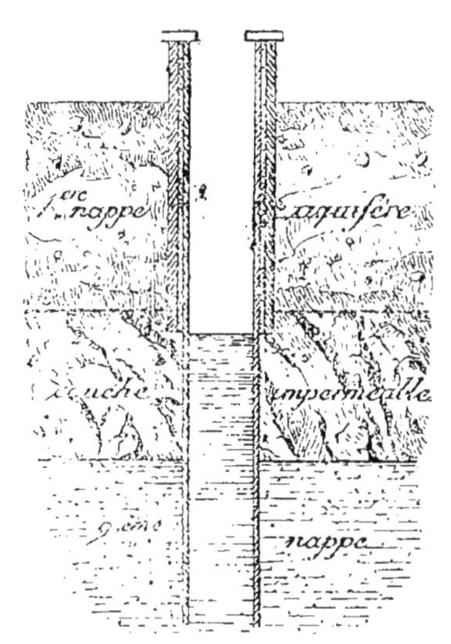

Fig. 1. — Puits tubé protégé contre l'ascension de la première nappe.

8. **Toutes les autres eaux peuvent être conta-**

minées ; l'eau de source seule est pure. — Il est à peine besoin d'indiquer que les eaux des citernes, ainsi que les eaux des étangs, des marais, etc., courent les plus grands risques de contamination.

Les eaux des citernes sont peu minéralisées, ce qui est un inconvénient au point de vue hygiénique : elles peuvent avoir dissout, sur les toits, des corps nuisibles, du plomb par exemple. Mais ce qui est plus grave, c'est qu'elles ont entraîné les matières organiques déposées sur les toits ; aussi n'est-il pas rare d'observer dans les eaux des citernes un commencement de putréfaction, principalement caractérisée par des bulles de gaz et par une odeur fétide.

Quant aux eaux stagnantes des étangs et des marais, on peut dire que ce sont les plus impures de toutes à cause de la présence d'une infinité d'êtres qui y entretiennent constamment l'infection et la putréfaction.

Nous résumerons les données précédentes dans le précepte suivant qu'il ne faut jamais oublier : *L'eau de source seule est pure parce qu'elle ne renferme aucun germe; toutes les autres eaux sont ou peuvent être impures, c'est-à-dire souillées par la présence de germes vivants ; en buvant des eaux impures, on court le risque d'être atteint de la fièvre typhoïde, de la dysenterie et du choléra, surtout en temps d'épidémie.*

§ 3. — Les moyens de purifier les eaux potables.

Ébullition.
Filtration.

Le problème de l'hygiène des eaux de boisson serait réduit à une grande simplicité si les eaux des sources étaient utilisées partout dans l'alimentation de l'homme, puisqu'il se bornerait à l'analyse chimique de ces eaux. Mais si quelques localités ont pu s'imposer de grands sacrifices pour la captation des sources, la canalisation et la distribution de leurs eaux, un très grand nombre de villes ne peuvent utiliser que les eaux courantes et les eaux des puits particuliers ou communaux. Heureusement, il existe des moyens de purifier les eaux les plus suspectes, même les eaux des marais ; ces moyens sont l'*ébullition* et la *filtration*.

9. **Ébullition.** — L'*ébullition* est à la portée de tout le monde, puisqu'elle consiste simplement à faire bouillir l'eau, à l'exemple des Chinois qui utilisent pour leur boisson des infusions de thé, de café ou de plantes aromatiques. Par ce procédé, l'eau est portée à la température de 100°, température suffisante pour tuer sinon tous les germes vivants, du moins tous ceux dont il importe le plus de se préserver, c'est-à-dire les germes de la fièvre typhoïde et du choléra. Aussi peut-on poser ce principe *que, en tout temps, toute eau suspecte doit*

être soumise à l'ébullition, et que, en temps d'épidémie cholérique ou typhoïde, il ne faut faire usage que d'eau bouillie.

Sans doute, l'ébullition a l'inconvénient d'expulser les gaz de l'eau et de précipiter les principes minéraux ; on aère l'eau en l'agitant à l'air pendant qu'elle bout et, si grand que puisse être l'inconvénient de l'absence de principes minéraux, il ne peut en aucune façon égaler l'avantage de la préservation des maladies contagieuses qui se transmettent par l'eau.

10. **Filtration.** — La *filtration* a pour but, non pas simplement de clarifier l'eau, mais encore et surtout de retenir tous les germes qui peuvent s'y rencontrer ; aussi tout filtre n'est parfait qu'autant qu'il arrête ces germes.

La filtration est *naturelle* ou *artificielle*.

La *filtration naturelle* se pratique dans quelques villes, Toulouse, Lyon, Magdebourg, qui utilisent pour l'alimentation les eaux de leurs rivières. Les filtres naturels consistent dans un ensemble de galeries maçonnées et voûtées, qui sont creusées parallèlement à la direction du cours d'eau, de 1 à 3 mètres au-dessous du niveau des eaux les plus basses ; ces galeries se remplissent par filtration de l'eau à travers les couches de sable ou de graviers qui les séparent du courant. Est-ce là une filtration parfaite ? Les preuves manquent à cet égard, mais il est toujours bon de la compléter par la filtration artificielle, faite à domicile.

La *filtration artificielle* se pratique avec les

filtres de ménage dont on trouve dans le commerce un certain nombre de modèles. Les uns consistent en couches alternatives de charbon et de gravier, les autres sont faits de couches de laine, de charbon et de sable, d'autres avec du charbon, quelques-uns avec une simple éponge. Ces divers filtres clarifient l'eau et la rendent plus agréable au goût ; mais ils laissent passer les microbes et leurs germes, qui se multiplient même fréquemment dans la substance filtrante.

Les seuls modèles qui méritent la dénomination de filtres *parfaits* sont ceux qui ont été inventés par M. Chamberland, collaborateur de M. Pasteur : il a été démontré en effet que les *filtres Chamberland* opposent une barrière infranchissable aux germes vivants s'ils sont convenablement nettoyés et stérilisés.

L'élément fondamental des filtres Chamberland est un tube de porcelaine dégourdie qui porte le nom de *bougie*. Ce tube a 0m20 de long, 0m025 de diamètre intérieur ; sa paroi a une épaisseur de 2 millimètres. Sa forme est celle d'un cylindre fermé d'un côté, terminé en cône et ouvert du côté opposé.

Deux modèles de filtres Chamberland sont plus particulièrement employés dans les ménages, savoir :

1° Le filtre sous pression à bougie unique ;

2° Le filtre par aspiration. à plusieurs bougies.

Le filtre sous pression, à bougie unique (*fig.* 2), se compose d'une bougie entièrement renfermée dans un cylindre creux de métal, qui l'entoure de tous côtés et qui est percé dans le bas pour laisser passer le cône inférieur de la bougie ; dans le haut du cylindre métallique se trouve un pas de vis qui permet d'adapter l'appareil à un robinet par lequel l'eau à filtrer s'écoule à haute pression. Cette eau

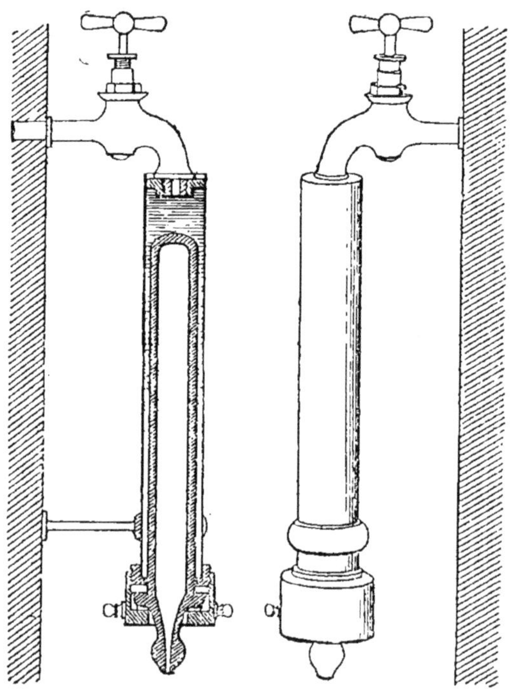

Fig. 2. — Filtre Chamberland sous pression à bougie unique (coupé longitudinalement à gauche).

remplit l'espace compris entre le cylindre et la bougie et passe lentement à travers les pores de la porcelaine : les germes sont retenus et l'on obtient de l'eau pure ($\frac{1}{3}$ de litre par heure et par mètre de pression), qui coule par l'ouverture conique de la bougie.

Ce filtre ne peut évidemment être employé que

sur les conduits qui fournissent de l'eau à une forte pression.

Les *filtres par aspiration* (*fig.* 3) sont généralement formés par plusieurs bougies adaptées à un tube *collecteur* commun avec lequel communique un tube *amorceur*. L'ensemble de l'appareil a la forme d'un siphon, dont la courte branche est représentée par les bougies et la longue branche par un tuyau vertical de caoutchouc ou d'étain qui amène l'eau filtrée dans un réservoir. Sur le trajet de ce tuyau d'écoulement se trouve un *tube amorceur* que l'on remplit d'eau et qui détermine une aspiration sur l'intérieur des bougies.

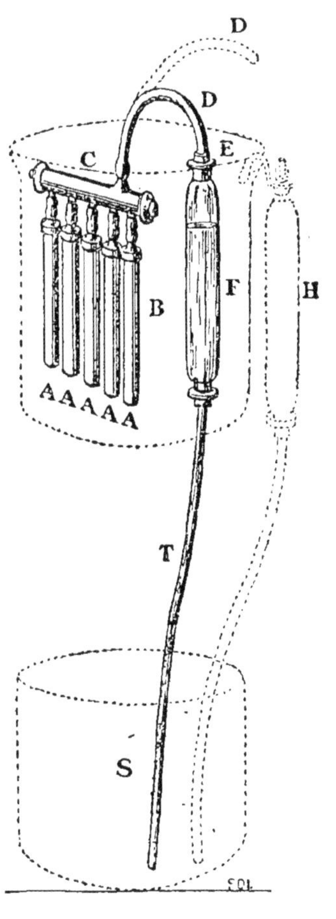

FIG. 3. — Chamberland par aspiration à cinq bougies :
A B bougies.
C tube collecteur.
D tube de caoutchouc reliant le collecteur à l'amorceur F.
S réservoir recueillant l'eau filtrée du réservoir supérieur.

Les filtres Chamberland doivent être l'objet de soins spéciaux, tels que le *nettoyage* et la *stérilisation*.

Pour nettoyer les bougies, on arrête l'arrivée de l'eau et on retire de son armature la bougie d'un filtre à bougie unique ou bien on détache le collecteur d'un système de bougies. On porte ensuite les bougies sous un courant d'eau et avec une éponge ou une brosse en écrin, on détache avec soin le limon dont elles se sont chargées sur leur face externe.

Quant à la *stérilisation*, elle est on ne peut plus facile, puisqu'il suffit de plonger les bougies dans l'eau bouillante pendant environ cinq minutes.

Le nettoyage des filtres Chamberland et leur stérilisation doivent être pratiqués lorsque le débit des bougies est descendu au-dessous du tiers du débit initial.

Les filtres Chamberland ne sont pas à la portée de toutes les bourses ; les autres ne donnent qu'une sécurité imaginaire en temps d'épidémie. Aussi vaut-il infiniment mieux conseiller l'*ébullition, qui est à la fois une pratique simple et sûre*.

L'AIR

§ 1. — Caractères généraux de l'air.

Composition de l'air.
Propriétés physiques de l'air.
Rôle physiologique de l'air.
Quantité d'air nécessaire à l'homme.

11. **Composition de l'air.** — L'air est essentiellement composé d'*azote* et d'*oxygène*; il est l'élément fondamental de l'atmosphère, mais on le trouve aussi dans l'eau à l'état de dissolution. Dans 100 volumes d'air atmosphérique, on trouve en chiffres ronds 79 volumes d'azote et 21 volumes d'oxygène. Ces deux proportions des deux gaz constituants sont à peu près constantes en tous les points de la terre et à toutes les hauteurs; toutefois, près de la surface de la mer, le volume d'oxygène est un peu moindre, ce qui tient à la disparition de l'oxygène des eaux par la respiration des animaux marins et à son remplacement par l'oxygène de l'air. Dans 100 volumes d'air dissous dans l'eau, on trouve 67 volumes d'azote et 33 volumes d'oxygène, par conséquent plus d'oxygène et moins d'azote que dans l'air atmosphérique. Cette différence de composition vient de ce que, l'air étant un mélange, les deux gaz qui le constituent se dissolvent chacun selon son degré de solubilité.

L'air atmosphérique renferme toujours, en outre,

de l'acide carbonique et de la vapeur d'eau comme *éléments normaux*, mais en proportions variables et non constantes. Les analyses chimiques ont donné, en moyenne, 4 à 5 litres d'acide carbonique par 10,000 litres d'air ($\frac{4-5}{10000}$) et 9 litres de vapeur d'eau pour 1.000 litres d'air ($\frac{9}{1000}$).

On donne le nom d'*atmosphère* à la couche d'air qui entoure le globe terrestre : sa hauteur — ou son épaisseur — semble être comprise entre 60 et 80 kilomètres. On sait que les expériences de Torricelli et de Pascal ont démontré que l'atmosphère exerce une pression égale à 760 millimètres au niveau de la mer et qui augmente ou diminue suivant qu'on descend à un niveau inférieur ou qu'on monte à un niveau supérieur. Dans l'atmosphère on trouve, en plus des éléments normaux de l'air, des éléments *accessoires*, les uns *gazeux* (oxyde de carbone, ammoniaque, hydrogène sulfuré, etc.), les autres *solides* (poussières inorganiques, poussières organiques et germes vivants).

On peut dire, en conséquence, que l'air dans lequel vit l'homme présente ou peut présenter la composition suivante :

1° Éléments *normaux*	Azote, oxygène (*essentiels*). Acide carbonique, vapeur d'eau (*accessoires*).
2° Éléments *accessoires*.	Poussières inorganiques. Poussières organiques. Germes vivants.

L'hygiène étudie l'air au point de vue de ses propriétés physiques et sa composition.

12. **Propriétés physiques de l'air.** — On évalue à environ 20,000 kilogrammes la pression atmosphérique supportée par le corps de l'homme. Cette pression est également répartie dans tous les sens ; elle fait équilibre à celle qui est exercée en sens inverse par les gaz et les liquides du corps. Cette grande pression est insensible, mais toute variation *brusque* peut entraîner des dangers dont l'hygiène doit se préoccuper.

1° *Augmentation de pression.* — Les ouvriers qui travaillent dans les mines sont soumis à une légère augmentation de pression qui jusqu'ici paraît n'avoir pas une bien notable importance dans l'insalubrité des travaux miniers.

Il n'en est pas de même pour les ouvriers qui travaillent à l'air comprimé (piles de pont, etc.) : ils éprouvent des troubles divers — variables avec le degré de compression, la durée du séjour dans l'air comprimé — mais toutefois peu importants, car ils cessent à la sortie des tubes, si l'on évite une brusque décompression.

2° *Diminution de pression.* — Les habitants des hautes montagnes s'adaptent aux conditions dans lesquelles ils vivent ; leur taille est peu élevée, leur poitrine large, les mouvements respiratoires sont fréquents, etc. L'hygiène élémentaire n'a guère à envisager que les accidents qui peuvent survenir lorsque l'homme habitué à une pression normale se trouve placé plus ou moins brusquement à une pression plus faible. Ces accidents surviennent principalement dans les ascensions des montagnes et dans les ascensions aérostatiques; ils sont désignés sous les noms de *mal des montagnes*. Ils se manifestent surtout par des bourdonnements d'oreilles, de la lourdeur de tête, par des hémorragies, par une faiblesse et une paresse croissantes. On les évite en absorbant de petites quantités d'oxygène emportés dans des flacons, parce que leur cause tient essentiellement à un manque d'oxygène. La mort peut arriver à la suite de ces accidents, ainsi que le témoigne l'ascension tristement célèbre entreprise le 15 avril 1875 par Crocé-Spinelli, Sivel et G. Tissandier. Le départ avait eu lieu de Paris à onze heures quarante-cinq du matin; à quatre heures le ballon (le *Zénith*) atterrissait dans l'Indre avec les cadavres de Sivel et de Crocé-Spinelli; il avait atteint l'altitude de 8.600 mètres.

La mort peut survenir aussi par une *décompression brusque*, comme cela est arrivé pour des ouvriers ayant travaillé dans l'air comprimé et ramenés sans transition à la pression normale. Les gaz dissous dans le sang sous l'influence d'une forte pression se dégagent brusquement en formant des bulles qui arrêtent le cours du sang quand la pression devient subitement plus faible. Dès qu'un accident de cette nature se manifeste, il faut immédiatement soumettre le malade à une recompression rapide, de façon à faire dissoudre les bulles gazeuses, puis le ramener lentement à la pression normale en ménageant les diminutions de pression.

13. **Rôle physiologique de l'air.** — Pour comprendre les modifications que la composition de l'air

peut apporter à la santé de l'individu, il importe tout d'abord d'établir le rôle physiologique de ce gaz dans la vie de l'homme.

Le rôle essentiel de l'air est de servir à la respiration, c'est-à-dire non pas seulement aux échanges gazeux qui se font constamment entre l'atmosphère et les poumons, mais aussi et surtout aux phénomènes chimiques qui se passent dans l'intimité des tissus.

La première partie de la respiration consiste simplement en des échanges gazeux qui se font entre le sang et l'air par l'intermédiaire des poumons. Par l'inspiration, l'homme introduit dans ces derniers organes, de l'air normalement composé de 79 volumes d'azote, de 21 volumes d'oxygène et de traces d'acide carbonique ($\frac{4}{10\,000}$); par l'expiration, il rejette dans l'atmosphère environ la même quantité d'azote, mais *moins* d'oxygène et *plus* d'acide carbonique. Par conséquent, le sang a pris à l'air inspiré une partie de son oxygène qu'il a échangé pour de l'acide carbonique.

Que devient l'oxygène retenu par le sang et d'où provient l'acide carbonique rejeté dans l'expiration ?

L'oxygène se combine avec l'*hémoglobine* des globules rouges du sang et forme avec elle le composé instable appelé *oxy-hémoglobine*. Les globules rouges, poussés avec le sang dans tous les organes du corps de l'homme, apportent l'oxygène aux cellules vivantes qui constituent les tissus de ces organes. Des phénomènes de *combustion* se produisent dans les cellules vivantes grâce à l'oxygène qui leur est apporté, et le résultat général de ces combustions est la formation de produits, tels que l'*acide carbonique*, l'*urée*, que le sang emporte pour s'en débarrasser dans les poumons et dans les reins.

La respiration est donc, en définitive, un ensemble de combustions dans lesquelles l'oxygène de l'air joue un rôle actif. L'on conçoit par suite que la première modification que l'hygiène doit étudier dans la composition de l'air est celle qui est relative à la variation des proportions d'oxygène et d'acide carbonique.

14. **Quantité d'air nécessaire à l'homme dans un temps donné.** — Établissons d'abord la quantité d'air nécessaire à l'homme dans un temps donné.

L'homme adulte fait en moyenne quinze mouvements d'inspiration par minute; à chaque inspiration, il introduit dans les poumons environ demi-litre d'air, ce qui fait, en chiffres ronds et par vingt-quatre heures, un total de vingt mille inspirations et de 10,000 litres d'air nécessaires à la respiration. Dans ces 10,000 litres d'air on peut compter 2,000 litres d'oxygène et 4 litres d'acide carbonique. De ces 2,000 litres d'oxygène, 540 sont utilisés pour les oxydations internes et le reste est rendu à l'atmosphère. Les 540 litres d'oxygène sont remplacés dans l'air expiré par 400 litres d'acide carbonique et par environ 300 grammes de vapeur d'eau.

Ces chiffres indiquent nettement que si l'air n'est pas *renouvelé* l'homme aura bientôt épuisé toute la provision d'oxygène et qu'il se trouvera placé dans une atmosphère d'azote, d'acide carbonique et de vapeur d'eau. Même à l'air libre, il finirait par se trouver dans les mêmes conditions si les plantes vertes n'avaient le remarquable pouvoir de décomposer l'acide carbonique en ses deux éléments : le *carbone*, qu'elles utilisent pour la constitution de leurs tissus, et l'*oxygène*, qui remplace celui qui a été retenu par la respiration de l'homme et des animaux.

Les combustions diverses, comme chacun le sait, prennent aussi à l'air son oxygène, lui rendent de l'acide carbonique et contribuent pour une large part à la viciation de l'atmosphère, ce qui donne encore plus d'importance au rôle des plantes vertes. Nous ajouterons que ce rôle est essentiellement rempli par les feuilles, grâce à la lumière et à la présence, dans les cellules de ces organes, de petits grains verts d'une substance protoplasmique appelée *chlorophylle*. La chlorophylle et la lumière sont les deux agents indispensables de la décomposition de l'acide carbonique. Cette décomposition ne peut être faite pendant la nuit par la chlorophylle seule, ni pendant le jour par la lumière seule dans les plantes dépourvues de chlorophylle et, dans ces deux cas, les plantes vertes fournissent de l'acide carbonique pendant la nuit et les plantes non vertes fournissent ce même gaz sans cesse, jour et nuit.

15. **Quantité d'air nécessaire dans les habitations.** — Nous venons d'établir que 10.000 litres d'air environ passent dans les poumons de l'homme adulte en vingt-quatre heures et que, à chaque mouvement respiratoire, l'oxygène est retenu en partie

par le sang, qui donne en retour de l'acide carbonique et de la vapeur d'eau à l'atmosphère, laquelle devient de plus en plus irrespirable si elle n'est pas renouvelée.

Il résulte directement de ces notions qu'il faut, dans les habitations, assurer à chaque individu un espace suffisant pour que la respiration s'effectue, le jour et la nuit, dans de bonnes conditions, toutes les fois où il n'est permis de compter que sur l'air intérieur. Pendant le jour, à la vérité, la détermination de cet espace est peu importante puisqu'il est très facile d'ouvrir les portes et les fenêtres. Il n'en est pas de même pendant la nuit : si l'on considère que la nuit dure environ huit heures, que, à chaque heure, l'homme absorbe 47 litres d'air dont il retient de 19 à 25 litres d'oxygène, en même temps qu'il exhale de 15 à 20 litres d'acide carbonique, on comprendra combien il est essentiel que tout individu, dans une pièce isolée ou dans un local collectif (dortoirs, chambrées), occupe un espace bien supérieur à l'espace de l'air qui lui est nécessaire pour sa respiration normale. On estime généralement que cet *espace ne peut pas être inférieur à 30 mètres cubes par individu*. Pour les malades, il est bon de disposer d'environ 40 mètres cubes.

§ 2. — L'air confiné.

Dangers de l'air confiné.
Renouvellement de l'air. Ventilation.

16. **Dangers de l'air confiné.** — Dans les habi-

tations, l'air peut se trouver soumis à un renouvellement insuffisant ; il porte alors les noms d'air *raréfié, confiné*, et, dans ce cas, il est un danger sérieux pour la santé et pour la vie de l'homme.

Quelques faits vont faire comprendre immédiatement le danger de l'air confiné.

Plaçons un animal sous une cloche de verre de telle façon que le renouvellement de l'air soit impossible : tout d'abord la respiration reste normale, mais bientôt les mouvements respiratoires deviennent fréquents, puis difficiles, et enfin l'animal tombe sur le flanc et meurt. La quantité de l'oxygène a diminué progressivement sous la cloche, et on a calculé que la mort est survenue lorsque la proportion de ce gaz n'était plus que de 3 %. Une expérience de Claude Bernard a révélé à ce sujet un fait qui mérite d'appeler notre attention. Si l'on introduit sous la cloche où l'animal respire depuis quelques instants un autre animal pris à l'air libre, ce dernier est immédiatement pris de convulsions et tombe foudroyé, tandis que le premier continue à vivre. On en conclut justement que l'organisme est susceptible d'une certaine accoutumance à des conditions défavorables, sans doute parce que les fonctions se ralentissent peu à peu.

Une expérience ancienne montre le rôle des plantes dans la purification de l'air : elle consiste à placer sous une même cloche un animal et une plante ; ces deux êtres continuent à vivre comme s'ils se trouvaient à l'air libre. Mais il faut absolument l'intervention de la lumière, car, pendant la nuit où à l'obscurité, les plantes vertes ne peuvent pas décomposer l'acide carbonique ; elles contribuent, au contraire, — ainsi que les plantes non vertes le font jour et nuit, — à vicier l'atmosphère en lui prenant l'oxygène et en lui rendant de l'acide carbonique absolument comme les animaux.

Voici deux exemples célèbres, empruntés à M. Proust, sur les dangers de l'air confiné relativement à l'homme : « Aux Indes, cent quarante-six prisonniers anglais, renfermés dans un lieu clos de 20 pieds carrés, succombèrent pour la plupart après avoir présenté une soif vive, de la suffocation, un besoin d'air si pressant qu'ils se battirent pour s'approcher des soupiraux. Au bout de huit jours, vingt-trois seulement restaient vivants. Rappelons aussi qu'après la bataille d'Austerlitz, trois cents prisonniers autrichiens ayant été enfermés dans une cave, deux cent soixante succombèrent d'asphyxie en peu de temps. Enfin, citons l'exemple fameux des assises d'Oxford, où juges, accusés et spectateurs furent frappés d'asphyxie mortelle ».

Ces divers faits sont, à la vérité, un peu exceptionnels, et, dans les conditions ordinaires où l'homme est appelé à vivre, les dangers ne sont pas aussi imminents. Ils sont pourtant très sérieux, et l'on ne saurait trop insister sur les conditions qui modifient l'air lorsque plusieurs personnes respirent le même air d'une atmosphère qui ne se renouvelle qu'incomplètement.

Ces conditions sont les suivantes :

1° L'oxygène diminue progressivement : sa proportion normale de 21 % peut tomber à 19, à 18 et au-dessous ;

2° La proportion d'acide carbonique augmente à mesure que l'oxygène diminue, car on estime qu'un homme adulte exhale par les poumons 20 litres d'acide carbonique dans une heure ;

3° La proportion de vapeur d'eau augmente par la respiration et par la transpiration, car un homme adulte fournit en moyenne 1.000 grammes de vapeur d'eau dans vingt-quatre heures ;

4° Des matières organiques et une substance particulière venant des poumons et de la bouche s'échappent aussi dans l'atmosphère ambiante ; ce sont ces matières, surtout les dernières, qui donnent à l'air confiné l'odeur caractéristique appelée odeur de renfermé.

L'air est vicié quand il renferme plus de 0,6 °°/₀₀ d'acide carbonique. Les personnes qui le respirent sont sujettes à des vertiges, à des maux de tête violents, à des nausées et parfois à des syncopes ; puis viennent une soif ardente, des sueurs abondantes, des difficultés de la respiration, le délire et la mort dans les cas extrêmes.

Il est d'observation courante que les individus qui habitent des locaux étroits où l'air se renouvelle mal (petits ateliers, baraquements militaires, etc.), présentent une prédisposition toute particulière au développement de maladies graves, telles que la phtisie pulmonaire. L'air confiné est nuisible, dans ce cas, surtout parce qu'il favorise la concentration et la propagation des germes morbides (microbes).

17. Renouvellement de l'air. Ventilation. — L'air de toute pièce habitée doit être incessamment renouvelé ; tel est le principe hygiénique qui résulte des faits que nous venons d'exposer.

Le renouvellement de l'air se fait toujours en partie par les joints des portes et des fenêtres ; il se fait plus sûrement en ouvrant aussi souvent que possible les portes et les fenêtres des locaux habités, car il s'établit ainsi un large courant d'air entre l'extérieur et l'intérieur. Les salles de classe, les chambres à coucher, les dortoirs doivent être maintenus ouverts tant qu'ils ne sont pas habités. Les médecins anglais et américains ont même fait adopter, en Angleterre et en Amérique, l'habitude de laisser ouvertes *pendant la nuit* et par n'importe quel temps les fenêtres des chambres à coucher et des dortoirs. Quels que soient les résultats obtenus par cette habitude, c'est là une exagération des principes d'hygiène ; pendant les nuits froides, le corps est exposé à un refroidissement exagéré, ce qui peut amener des troubles dans l'appareil respiratoire.

On désigne sous le nom de *ventilation naturelle* le mode de renouvellement de l'air par les portes et les fenêtres. Sous le nom de *ventilation artificielle* on désigne le renouvellement de l'air à l'aide d'un certain nombre d'appareils mécaniques exigeant une installation plus ou moins coûteuse et dont nous n'avons pas à nous occuper ici. Nous signalerons seulement l'utilisation récente de *vitres perforées*, qui paraissent appelées à rendre d'importants services ; il en sera question, avec quelques détails, à propos de l'aération des maisons et des appartements. (Voir *Maison salubre*.)

§ 3. — Altérations de l'air.

Altération de l'air par les poussières.
Altération de l'air par les gaz.
Altération de l'air par les germes vivants.
Voisinage des marais.

18. **Altération de l'air par les poussières.** — L'atmosphère renferme, ainsi qu'on l'a vu, des *poussières minérales*, des *poussières organiques*, des *gaz* et des *germes vivants*, c'est-à-dire un ensemble d'impuretés qui l'altèrent plus ou moins considérablement.

La présence des poussières est connue de tous, car chacun sait qu'elles rendent visibles les rayons lumineux, qu'on ne peut voir ni dans un gaz pur, ni dans le vide absolu. Les calculs ont donné un poids de 6 à 8 milligrammes de poussières par mètre cube d'air normal. M. G. Tissandier a trouvé, par des procédés ingénieux, que l'atmosphère du Champ-de-Mars, sur une surface de 500,000 mètres carrés, renferme, dans une épaisseur de 5 mètres, 15 kilogrammes de poussières.

Les poussières *minérales* sont formées surtout de *charbon*, de silex, de sels terreux, alcalino-terreux et alcalins, des globules de fer météoriques. Ce qui domine dans les villes et qui est le plus à redouter, ce sont les poussières de charbon, qui entrent dans les poumons avec l'air de la respiration, s'y fixent au fur et à mesure, de telle sorte que les poumons des personnes âgées présentent des traînées noires de charbon. Cet état, qui ne constitue pas un danger, ni même un inconvénient sérieux, porte le nom caractéristique d'*anthracosis* (de *anthrax*, charbon). Chez les ouvriers qui travaillent dans les mines et qui respirent une atmosphère pour ainsi dire saturée de poussières charbonneuses, les dangers sont autrement graves, car les poumons, gorgés de charbon, remplissent bientôt leur fonction d'une façon insuffisante, puis se désorganisent; les ouvriers toussent fréquemment, expulsent des crachats noirâtres et, enfin, meurent comme des poitrinaires, de la *phtisie des mineurs*.

Les poussières *organiques* sont de nature animale ou végétale : ce sont des débris de cellules épidermiques, de trachées et fragments de vaisseaux végétaux, de l'amidon, des grains de pollen, des tubes du mycelium des champignons, des poils végétaux de tiges et de feuilles, des écailles d'ailes de papillons, du duvet, des brins de laine, de coton, etc., en un mot tout ce qui dans l'organisme animal ou végétal est assez léger pour flotter dans l'air.

Toutes les poussières ont un effet commun, celui d'irriter les parties délicates de la peau et de fermer les pores; quelques-unes ont des effets particuliers qui consistent dans la production de certaines affections, comme l'anthracosis des mineurs. La propreté corporelle est le meilleur préservatif des inconvénients généraux des poussières ; l'hygiène spéciale indique les mesures préservatrices qu'on doit suivre dans les professions à poussières.

19. **Altération de l'air par les gaz.** — Les gaz qui peuvent altérer l'atmosphère sont très nombreux ; parmi eux, nous citerons l'acide carbonique, l'oxyde de carbone, les carbures d'hydrogène, les acides sulfureux, sulfuriques et chlorhydriques, l'ammoniaque et le sulfhydrate d'ammoniaque, l'hydrogène phosphoré, le sulfure de carbone, l'hydrogène arsénié, etc.

Nous n'examinerons que ceux qui sont les plus communs et dont les dangers ont été le plus souvent signalés.

1° *L'oxyde de carbone.* — L'oxyde de carbone, dont la formule chimique est CO, est un des gaz les plus fréquents de l'air qu'on respire ; il provient de la combustion complète et surtout incomplète du charbon. Il est éminemment dangereux, car la présence de quelques millièmes d'oxyde de carbone dans l'air de la respiration suffit à déterminer des accidents mortels ; c'est lui seul qui produit la mort dans le suicide par le charbon, ainsi que l'ont démontré les recherches de Claude Bernard.

Les appareils de chauffage fournissent d'autant plus d'oxyde de carbone que la combustion du bois ou du charbon y est plus lente, plus incomplète. Les *braseros* et les *poêles roulants* sont, à ce point de vue, un danger constant dans les maisons ; aussi sont-ils unanimement condamnés par l'Académie de médecine, par le Comité consultatif d'hygiène et par tous les hygiénistes.

La combustion du gaz d'éclairage produit aussi de l'oxyde de carbone et il n'est pas rare d'observer des symptômes d'empoisonnement chez les personnes qui travaillent à la lumière du gaz.

Le préservatif le plus sûr contre l'oxyde de carbone est une bonne ventilation des pièces chauffées et éclairées.

2° *Gaz des fosses d'aisances et des égouts.* — Les vidangeurs et les égoutiers sont souvent frappés mortellement et d'une façon subite et sans remède lorsqu'ils descendent dans les fosses ou les égouts aussitôt après leur ouverture; ils ont donné à ce phénomène le nom de *plomb*. La mort est produite par la respiration de gaz toxiques accumulés dans les fosses à la suite des putréfactions des matières qui y sont renfermées; parmi ces gaz, on trouve de l'hydrogène sulfuré, qui est toxique à très faibles doses, de l'ammoniaque et des acides gras volatils.

Les accidents qui déterminent les gaz des fosses d'aisances et des égouts peuvent être évités par une bonne ventilation faite avant la descente des ouvriers.

3° *Hydrogène arsénié.* — L'hydrogène arsénié est éminemment toxique: il a été la cause de nombreux accidents produits par les papiers verts des tapisseries. On a démontré, en effet, que l'acide arsénieux contenu dans ces couleurs (vert de Scheele ou de Schweinfurt) donne de l'hydrogène arsénié lorsqu'il est en contact avec des matières organiques humides.

Certaines étoffes, et particulièrement les fameux voiles verts qui ont été à la mode autrefois, étaient colorées par le même vert arsenical.

20. **Altération de l'air par les germes vivants.** — L'air le plus pur renferme toujours des germes vivants, car les analyses entreprises par M. Miquel dans l'atmosphère du parc de Montsouris ont toujours révélé la présence d'un nombre relativement considérable de microbes. Voici les résultats de ces analyses pendant les années 1884-85-

Automne	(1884),	230 bactéries ou microbes par mètre cube d'air.
Hiver	(1885),	190 — — —
Printemps	(1885),	530 — — —
Été	(1885),	810 — — —

Dans Paris même, les nombre de bactéries sont infiniment plus considérables, ainsi qu'en témoignent les chiffres suivants obtenus par le même savant dans l'analyse de l'air du IVe arrondissement aux mêmes époques.

Automne	(1884),	2,350 bactéries par mètre cube.
Hiver	(1885),	4,340 — —
Printemps	(1885),	9,850 — —
Été	(1885),	5,560 — —

Les recherches dont les résultats précèdent se rapportent à l'année de l'épidémie cholérique qui avait sévi principalement dans les IIIe, IVe, VIIe, XIe, XIIe et XIIIe arrondissements. Il convient seulement de retenir de ces données que l'air renferme toujours des microbes, en nombre plus considérable le printemps et l'été, et en nombre moindre l'automne et l'hiver, et enfin que l'air des quartiers très habités en contient beaucoup plus que l'air des quartiers peu habités.

Parmi ces microbes, la plupart sont inoffensifs, mais l'on sait aujourd'hui (Voir *Maladies contagieuses*) que l'air est un des agents par lesquels certaines maladies se répandent de proche en proche. Préserver l'air de l'altération par les germes vivants, c'est tuer, détruire ces germes vivants avant qu'ils ne puissent se répandre : ce qui est possible à cet égard sera indiqué plus loin.

Une bonne ventilation peut-elle garantir les personnes appelées à donner des soins aux malades atteints de maladies contagieuses transmissibles par l'air? Les analyses qui ont été faites de l'air réparti dans les chambres autour des malades apportent une réponse négative, car elles ont montré que les germes séjournent au voisinage immédiat du malade dans une sorte d'immobilité, d'où il suit que la ventilation est insuffisante à préserver les personnes qui approchent les malades atteints.

21. **Voisinage des marais.** — Le voisinage des marais a une influence néfaste sur la santé de l'homme; il détermine des *fièvres*, c'est-à-dire des troubles particuliers qui se manifestent par des accès régulièrement espacés, tous les deux jours le plus souvent, quelquefois tous les jours, d'autres fois tous les trois jours, etc. Les accès de fièvre sont caractérisés par des frissons violents qui font

grelotter les malades et qui sont suivis d'une période de chaleur et de sueur. Les fièvres sont quelquefois mortelles et toujours elles laissent une trace pour la vie ; elles portent en médecine les noms de fièvres intermittentes, d'impaludisme et de malaria (mauvais air) et elles sont combattues surtout par la *quinine*.

Les causes qui produisent les fièvres sont probablement nombreuses ; quelques savants ont cherché un microbe spécial qui les résumerait toutes. Il est seulement utile d'indiquer ici les altérations de l'air au voisinage des marais.

Dans l'air, placé au-dessus du sol malarial, on trouve de l'acide carbonique (6 à 8 pour 1.000 volumes), de l'hydrogène carboné, de l'ammoniaque, de l'hydrogène sulfuré, beaucoup de vapeur d'eau, etc., c'est-à-dire un ensemble d'éléments propres à le vicier.

Le meilleur moyen d'éviter les fièvres produites par le voisinage des marais est d'assainir les marais, en les drainant, en les défrichant et en les plantant. Cet essai a été fait en divers points du globe et partout il a été couronné de succès, mais au prix de nombreuses vies humaines !

LES ALIMENTS

§ 1. — Les aliments en général.

Classification des aliments.
Aliments complets.

22. **Classification des aliments.** — L'organisme vivant subit sans cesse des pertes par suite des oxydations dont il est le siège, mais il répare ces pertes en prenant dans le milieu extérieur diverses substances qui sont digérées, absorbées et transportées par le sang dans toutes les parties du corps : ce sont ces substances qui portent le nom général d'*aliments*.

Les aliments utilisés par l'homme sont empruntés les uns au monde minéral (*al. minéraux*), les autres aux mondes végétal et animal (*al. organiques*).

Parmi les aliments minéraux indispensables, on doit signaler en première ligne l'eau, le chlorure de sodium, les carbonates et phosphates de chaux.

Les aliments organiques se subdivisent immédiatement en aliments *ternaires* et en aliments *quaternaires*, dont nous allons signaler les caractères principaux.

Les premiers doivent leur nom au nombre des corps simples qui les constituent par leurs diverses combinaisons (carbone, hydrogène, oxygène). Ils comprennent les aliments *féculents*, les aliments *gras* et les aliments *sucrés*. Les aliments *féculents* sont essentiellement formés de fécule ou d'amidon : ils sont fournis par les végétaux (blé, haricot, pois, lentille, pomme de terre, etc.) ; leur propriété caractéristique est de bleuir au contact de l'iode ou simplement de l'eau iodée ; pendant la digestion, ils sont transformés en glucose. Les aliments *gras* viennent des animaux (lard, graisse, beurre) et des végétaux (huiles diverses) ; ils sont formés par le mélange d'*éthers de la glycérine* (stéarine, margarine, oléine, etc.) ; pendant la digestion, ils sont émulsionnés et saponifiés. Les aliments *sucrés* sont presque tous fournis par les végétaux (sucre de canne, de betterave, glucose et lévulose des fruits, etc.), Tous sont directement assimilés par l'organisme, excepté le sucre de canne ou de betterave qui dans l'intestin est dédoublé en glucose et lévulose.

Les aliments *quaternaires* sont essentiellement formés par les diverses combinaisons de quatre corps simples (carbone, hydrogène, oxygène, azote) : ils renferment, en outre, de petites quantités de soufre et de phosphore. On les appelle aussi aliments *azotés* et aliments *albuminoïdes*. Le règne animal fournit à l'homme l'*albumine* ou blanc d'œuf, la *myosine* (chair, muscles), la *fibrine* (sang), la *caséine* (lait, fromage), la *gélatine* et la *chondrine* (os, cartilages). Le règne végétal fournit surtout l'*aleurone*, qui se trouve sous forme de grains microscopiques dans les haricots, lentilles, pois, maïs, blé, etc.; c'est l'aleurone qui forme le *gluten* du pain. Pendant la digestion, les aliments quaternaires sont transformés en substances solubles et assimilables appelées *peptones*.

23. **Aliments complets.** — On désigne sous ce nom les aliments qui renferment les principes minéraux, ternaires et quaternaires indispensables pour réparer les pertes de l'organisme.

Les principaux aliments complets sont les suivants :

1° *Le lait.* — Le lait renferme de la *caséine*, substance quaternaire, du *beurre*, substance grasse, du *sucre de lait*, substance sucrée et des principes minéraux. C'est le plus complet des aliments.

2° *Les œufs.* — Les œufs renferment principalement de l'albumine et des substances grasses; la meilleure preuve qu'ils constituent un aliment complet est dans ce fait que, comme le lait, ils suffisent au développement de petits êtres.

3° *Le pain.* — Le pain est aussi un aliment complet; il renferme du *gluten* et de l'*amidon*. Il joue dans l'alimentation de l'homme un rôle si important que dans tous les pays il signifie l'aliment en général. « Manquer de pain, gagner son pain », sont des expressions bien caractéristiques de cette importance.

4° *La viande.* — C'est encore un aliment complet, car elle renferme de la myosine et des substances grasses.

On peut en dire autant des haricots, des pois, etc. (aleurone et amidon).

Cependant, les animaux nourris exclusivement avec de la viande ou avec des haricots dépérissent et meurent inévitablement dans un court espace de temps. D'un autre côté, en examinant l'alimentation de l'homme dans les divers pays et dans les divers milieux, on remarque qu'elle a toujours pour principe d'être constituée par des mélanges d'aliments. C'est que, pour qu'une alimentation soit réellement complète, il importe surtout que les éléments des divers ordres ternaires, quaternaires) y soient distribués dans de justes proportions : aussi l'alimentation de l'homme est-elle *mixte*.

§ 2. — Les falsifications principales des aliments usuels.

Le pain.
Les extraits de viandes.
Les œufs.
Le lait.
Le beurre.
Les fromages.
Les graisses et les huiles.
Le chocolat.
Le thé et le café.
Les pâtisseries et les sucreries.

L'hygiène de l'alimentation est très complexe : mais nous n'avons à en examiner ici que trois points spéciaux, savoir : 1° les falsifications principales des aliments usuels ; 2° les dangers de certaines viandes : 3° les falsifications et les dangers des boissons alcooliques.

Les principaux aliments usuels sont : le pain, les

extraits de viandes, les œufs, le lait, le beurre, le fromage, la graisse, l'huile, le chocolat, le thé, le café, les pâtisseries et les sucreries, dont nous allons étudier les falsifications les plus communes.

24. **Le pain.** — Chacun sait que le pain peut être fait avec la farine des diverses céréales ; mais nous n'envisageons ici que le pain fait avec la farine du blé. Cette farine ne donne pas du pain si elle est simplement mêlée avec de l'eau et aussitôt soumise à la cuisson dans un four. La fabrication du pain comporte diverses opérations, telles que le pétrissage, la fermentation, qui doivent être convenablement pratiquées si l'on veut obtenir le pain dans de bonnes conditions.

Le pétrissage consiste dans le mélange intime de la farine avec de l'eau et du levain, avec addition d'une quantité déterminée de sel ordinaire ; il se fait à la main ou avec des *pétrins mécaniques* mus quelquefois à la vapeur.

La fermentation se fait avant la mise de la pâte au four ; elle est produite par le *levain* (pâte aigrie et levûre) et elle consiste essentiellement dans la transformation de l'amidon de la farine en sucre et du sucre ainsi formé en alcool et en acide carbonique. Ce gaz soulève la pâte et, retenu par le gluten, forme des bulles qui feront les *yeux* du pain.

La cuisson se fait dans des fours portés à une température d'environ 300° ; la partie superficielle de la pâte se trouve soumise à une température élevée (200°), tandis que dans la partie profonde, la température ne dépasse guère 100° ; c'est ce qui produit la *croûte* et la *mie*. Sous l'effet de la chaleur du four, l'acide carbonique se dilate, l'alcool se vaporise et les yeux de la pâte s'agrandissent. En même temps, la fermentation est arrêtée.

Ces opérations permettent d'entrevoir qu'il n'est guère possible de falsifier le pain à partir du moment où la farine est soumise au pétrissage et qu'il faut remonter à la nature des farines toutes les fois qu'on soupçonne des falsifications dans cet aliment. Ces falsifications ne sont pas généralement dangereuses et elles font plus de mal à la bourse qu'à l'estomac des consommateurs puisqu'elles consistent surtout dans le mélange à la farine de blé d'autres farines dont le prix est beaucoup moins élevé, telles que les farines de seigle, d'avoine, de pomme de terre et surtout de *fèves* et de *féverolles* dont le prix de revient est extrêmement faible. La recherche des fraudes de ce genre est du domaine de la technique microscopique ; elle s'appuie principalement sur ce fait que les grains de fécule ou d'amidon des diverses plantes ont des formes nettement distinctes et connues.

25. **Extraits de viandes.** — On verra plus loin les principes hygiéniques relatifs aux viandes ; il convient toutefois de mettre en garde, ici même, les consommateurs qui ont foi aux vertus nutritives des *extraits de viande Liebig*, sur l'inutilité et sur les dangers de cet aliment.

Les extraits de viande n'ont aucune valeur nutritive, car ils se préparent en faisant dissoudre dans l'eau les principes solubles des viandes et en évaporant ensuite cette eau jusqu'à la consistance pâteuse. Or, les principes nutritifs des viandes (myosine, gélatine, etc.), ne sont nullement solubles dans l'eau et ce sont précisément ces principes que les fabricants d'extraits *rejettent* pour les convertir plus tard en guano. Les expériences entreprises sur l'alimentation par les extraits Liebig ont montré que les animaux meurent plus vite que par une diète absolue.

Les extraits de viande sont dangereux, car ils renferment des sels et notamment des sels de potasse (chlorure de potassium et autres sels) qui irritent les voies digestives et paralysent les mouvements du cœur : un chien meurt au bout de quelques heures si on lui fait avaler 8 à 10 grammes de potassium.

26. **Les œufs.** — Les œufs sont à l'abri de toute falsification, mais non des fraudes qui permettent aux marchands d'écouler des œufs médiocres sous l'étiquette d'œufs frais. Tout œuf altéré se reconnaît quand il est brisé à l'odeur d'hydrogène sulfuré qui s'en dégage et qui provient de la putréfaction de l'albumine. On distingue, en outre, les œufs frais à ce qu'ils paraissent transparents lorsqu'on les place entre l'œil et une bougie allumée dans un lieu obscur.

M. Morache conseille de les mettre dans l'eau salée à un dixième de sel ; frais, ils plongent dans le liquide, tandis que les œufs de huit jours surnagent et à plus forte raison les œufs plus âgés et ceux qui ont été déjà couvés.

27. **Le lait.** — Les analyses chimiques du lait de vache et de brebis, les plus communément employés dans l'alimentation, ont donné à L. Hirt les chiffres suivants pour cent parties :

Lait de vache.		Lait de brebis.	
Eau.........	87,41	Eau.........	81.63
Caséine.......	3,01	Caséine.......	4,09
Albumine.....	0,75	Albumine.....	1,42
Graisse.......	3,65	Graisse.......	5,83
Sucre de lait..	4,82	Sucre de lait..	4.86
Sels.........	0,70	Sels.........	0,73

La caséine et l'albumine sont des substances albuminoïdes ; les principaux sels sont les phosphates et les chlorures de potasse, de soude et de chaux.

Abandonné à l'air dans un vase, le lait se couvre peu à peu d'une couche plus ou moins épaisse de *crème*, qui agitée à la main ou avec la baratte donne du *beurre*.

La crème est formée par la graisse du lait qui, en se séparant des autres éléments, monte à la surface, à cause de sa moindre densité.

Après la montée de la crème, le sucre de lait se transforme en *acide lactique* par l'action d'organismes microscopiques ; l'acide lactique précipite les substances albuminoïdes et le lait coagule, *tourne* (*coagulation* du lait), c'est-à-dire se sépare en deux parties, l'une solide (subst. albuminoïdes), l'autre liquide, riche en sels et en sucre de lait, mais dépourvue de principes nutritifs (*petit-lait*). Ainsi se séparent les différents principes qui composent le lait.

Les principales falsifications du lait sont l'*écremage* et le *mouillage*, qui en est une conséquence inévitable; on a cité des falsifications plus graves comme celle de fabriquer du lait avec de l'eau, du sucre et de la cervelle... sans une goutte de lait véritable!

L'*écremage* consiste à enlever la crême qui s'est formée entre le moment de la traite du lait et le moment de sa mise en vente; c'est une fraude grave, car elle prive le consommateur d'une partie des principes alimentaires du lait; aussi tombe-t-elle sous le coup de l'article 423 du Code pénal qui punit les falsificateurs de l'emprisonnement et de l'amende.

Le lait écrémé est plus *lourd* que le lait non écrémé, mais en y ajoutant une certaine quantité d'eau, en le *mouillant*, suivant l'expression consacrée, on le ramène au voisinage de sa densité normale. Tout le monde peut, à l'aide des *lactodensimètres* ou *pèse-lait*, constater si le lait a été écrémé et mouillé, car il suffit de plonger ces appareils dans la marchandise soupçonnée et de lire les indications données. Malheureusement les falsificateurs connaissent ces appareils et ils donnent au lait écrémé la densité du lait non écrémé en ajoutant de l'eau, de la farine, de l'amidon, etc.; et, dans ce cas, le seul moyen de contrôle est une analyse chimique complète. Comme le lait mouillé tourne très vite, surtout quand on le fait cuire, les falsificateurs ajoutent encore du bicarbonate de soude. Il y a donc, à partir de l'écremage, un ensemble de sophistications qui s'enchaînent inévitablement et qui constituent des dangers sérieux, surtout lorsque le lait est destiné à l'alimentation des petits enfants. Ces dangers sont sérieux, car les laitiers *mouillent* le lait avec les eaux impures qui se trouvent à leur portée, par conséquent avec des eaux qui renferment ou peuvent renfermer des germes de maladies graves, les germes de la fièvre typhoïde, par exemple.

Le lait pur peut, au reste, être tout aussi dangereux que le lait écrémé et mouillé, car, s'il provient d'animaux atteints de tuberculose, il renferme les germes de cette terrible maladie. Aussi faut-il dans tous les cas *faire bouillir* le lait pour être à l'abri de ces graves dangers.

28. **Le beurre.** — On a vu que le beurre est formé par les matières grasses qui se séparent du lait et montent à la surface (crême); c'est un aliment agréable et cher; il est l'objet de falsifications assez nombreuses mais qui n'offrent pas généralement de dangers.

Les consommateurs estiment beaucoup le beurre qui présente une belle coloration jaune clair qui provient de l'alimentation des animaux par les herbes vertes; les vendeurs obtiennent cette coloration par des sucs de plantes inoffensives, mais aussi par le jaune de chrome qui est dérivé des substances toxiques.

La falsification la plus commune est de mélanger au beurre des graisses diverses (graisse de porc) et de la *margarine* fabriquée industriellement. Ce n'est toutefois pas un danger pour la santé, mais une tromperie sur la qualité et le prix de la marchandise.

29. **Les fromages.** — Pour faire les fromages, on coagule le lait avec de la *présure* ou avec un acide minéral (acide chlorhydrique), et on sépare le petit-lait par filtration.

Le coagulum forme une pâte que l'on pétrit et qu'on comprime dans des moules avec des pierres de poids suffisant; ex. : fromages de *Hollande*, d'*Auvergne*, etc. (fromages *crus*). D'autres fromages, dits fromages *cuits*, se préparent en versant le lait dans une chaudière placée sur un feu modéré, en y ajoutant de la présure pour le faire coaguler, en le pétrissant et en le comprimant comme pour les fromages *crus*; ex. : fromages de *Gruyère*, de *Chester*, de *Parmesan*, etc.

Dans tous les cas, si l'on a d'abord écrémé le lait, on obtient des fromages *maigres*; le lait non écrémé fournit les fromages *demi-gras* et, avec addition de crême, les fromages *gras*.

Les fromages constituent un bon aliment, ainsi qu'il résulte du tableau suivant, qui donne la composition des fromages durs fabriqués en Suisse (analyses de Schwarzenbach) :

	Gras.	Demi-gras.	Maigres.
Eau...........	37,44	47,30	43,67
Graisse.........	30,64	11,40	3,40
Caséum.........	28,56	36,34	49,16
Sels........	3,38	4,96	3,77
	100	100	100

Les falsifications consistent dans l'addition à la pâte naturelle de fécule, de craie, etc., mais ce sont des tromperies grossières et sans danger. On doit plutôt se méfier, contrairement à l'avis des gourmets, des fromages vieux, moisis, qui servent d'asile à des mites, à des larves de mouche, à des moisissures, etc., et qui paraissent développer des *ptomaïnes*, dont les effets seront étudiés plus loin. (Voir *Empoisonnements par les saucisses.*) Ces fromages ont procuré parfois des douleurs d'entrailles, des vomissements, des diarrhées, etc.

30. **Graisses et huiles.** — Les graisses sont falsifiées avec des fécules, du kaolin, de la craie, etc., ou par l'addition d'eau (jusqu'à 40 % à l'aide d'un peu de chaux ou de soude). En faisant bouillir la graisse suspecte de mélanges, de fécules, etc., dans dix fois son poids d'eau, les impuretés tombent au fond et la graisse surnage.

Les huiles sont l'objet de falsifications sans dangers pour la santé ; ces falsifications consistent dans le mélange aux huiles les plus estimées et les plus chères (huiles d'olive) d'huiles de qualité et de prix moindres (huile d'œillette, d'arachides, etc.).

31. **Chocolat.** — Le chocolat se prépare avec du *cacao* torréfié et du *sucre*, broyés et mélangés ensemble par des procédés mécaniques.

Le cacao est la graine du *Theobroma cacao* ; c'est un aliment riche, auquel il ne manque que du sucre pour être complet. Voici, en effet, une analyse fournie par Payen :

Substance grasse	52
— albuminoïde	20
Caféine	2
Amidon	10
Cellulose	2
Substances minérales	4
Eau	10
	100

Malheureusement, le chocolat fabriqué avec du cacao et du sucre reviendrait au moins à 5 francs le kilogramme ; aussi le chocolat du commerce peut-il ne renfermer que peu ou pas de cacao, et, en revanche, une foule de substances, telles que les farines de céréales et de légumineuses, l'amidon, l'huile d'olives ou d'amandes, le suif, les poudres minérales (oxyde rouge de mercure, minium, etc.).

Les analyses des chocolats sont longues et difficiles ; l'emploi du microscope révèle les formes des divers granules d'amidon, de fécule, etc., qui donnent, au goût, une saveur pâteuse ; le chocolat falsifié prend, à la cuisson, un aspect de colle ; les graisses étrangères ne tardent pas à rancir, ce qui permet à l'odorat de reconnaître leur présence. Le chocolat falsifié bouilli dans l'eau laisse un précipité de poudres minérales, et la graisse surnage en formant des yeux, etc. Un bon chocolat a la cassure brillante, il fond facilement dans la bouche ; avec la teinture d'iode, il donne une coloration *violette* (amidon du cacao), tandis que la coloration des autres amidons est *bleue*.

32. **Thé, café.** — Le thé et le café, pris à petites

doses, stimulent la circulation du sang et les fonctions intellectuelles ; à doses élevées, ils peuvent produire des troubles, tels que des tremblements nerveux, des palpitations, etc.

Le thé provient des feuilles d'un arbrisseau, le *Thea chinensis*, cultivé en Chine, à Ceylan, à Java ; il renferme principalement la *théine*, substance azotée, une huile essentielle aromatique, de la gomme, du tannin, des sels, etc.

Le café est la graine du Caféier (*Coffea arabica*), arbrisseau de 7 à 8 mètres de hauteur, toujours vert, originaire de l'Abyssinie ; il renferme principalement la *caféine*, substance azotée comparable à la théine, une huile essentielle, une essence aromatique, du tannin, des matières grasses, des sels, etc.

Ces deux denrées sont l'objet de falsifications innombrables.

Le thé est déjà falsifié par les Chinois, qui y mêlent des feuilles étrangères ; en Russie et en Angleterre, il reçoit des feuilles de rosier, d'érable, de frêne, etc., et il est teint avec le bleu de Prusse, le bois de campêche, etc. Quand l'arome est altéré, on y ajoute des sels de cuivre, du chromate de plomb, etc. « Le Dr Saunders, officier médical de Londres, ayant appris que les greniers de la Douane contenaient de grandes quantités de thé malsain, alla y prendre cinq échantillons, représentant mille sept cents caisses de thé, et les soumit à un examen approfondi. Il y trouva : 1° du thé dont les feuilles avaient déjà servi et avaient été soumises à une nouvelle dessiccation ; 2° une poussière de thé, mêlée de sable et de matières colorantes; un échantillon putréfié, corrigé par du quartz, des feuilles étrangères et des particules métalliques; 4° une substance d'aspect repoussant, qui renfermait des pierres de la grosseur d'un pois; 5° du thé retiré de la mer à la suite d'un naufrage dix-huit mois auparavant, puis desséché à nouveau ». (D'après Arnould.)

Le café n'est pas, plus que le thé, à l'abri des falsifications. On a fabriqué des grains de café avec de l'argile mise dans des moules, puis colorée avec le caramel. Les grains de café avariés sont colorés avec le sulfate de cuivre, le chromate de plomb, etc. L'analyse des grains suspects est rapidement faite, car il suffit d'essayer les réactions caractéristiques des minéraux dont la présence est soupçonnée.

Les falsifications sont surtout habituelles pour les cafés torréfiés et réduits en poudre; le microscope a permis d'y déceler des farines de céréales et de légumineuses, de la fécule, de la poudre de glands, de chicorée, etc. Les farines et les fécules se reconnaissent à la teinte bleue donnée par l'eau iodée à une infusion dans l'eau distillée préalablement décolorée par le noir animal et filtrée; pour reconnaître la chicorée, il suffit de déposer un peu du café suspect à la surface d'un verre d'eau; la chicorée se précipite au fond du verre et colore le liquide en jaune.

33. **Pâtisseries, sucreries.** — Les pâtisseries sont couramment falsifiées par la *vaseline*, qui a l'apparence d'un corps gras, mais qui a le double inconvénient d'être très indigeste et de ne point

constituer un aliment. En revanche, la vaseline a de grands avantages pour les pâtissiers, car elle ne rancit pas et, par conséquent, remplace le beurre qui rancit très vite. C'est une pratique condamnable.

Les sucreries colorées peuvent être dangereuses, car les colorations les plus faciles sont obtenues par de véritables poisons. Les règlements interdisent, pour cet objet, les colorants suivants :

1° *Colorants minéraux* : sels de cuivre, de plomb, de baryte, d'arsenic, de mercure :

2° *Colorants organiques* : gomme-gutte, aconit napel, couleurs dérivées de la houille.

§ 3. — Dangers de certaines viandes.

Maladies d'origine alimentaire : les Tœnias, les Trichines; maladies microbiennes.
Empoisonnements d'origine alimentaire : le botulisme.

Certains aliments, et les viandes en particulier, peuvent devenir dangereux, soit qu'ils renferment des parasites qui en se développant dans le corps de l'homme sont la cause de diverses maladies, soit qu'ils présentent des altérations susceptibles de provoquer de véritables empoisonnements. Nous examinerons, principalement à ce double point de vue, les conditions qui rendent les *viandes* dangereuses.

1° *Maladies d'origine alimentaire.*

Les parasites que les viandes peuvent renfermer

appartiennent, les uns au règne animal; les autres au règne végétal. Parmi les parasites animaux, nous citerons : les *Tœnias* et la *Trichine*, et parmi les parasites végétaux, les microbes du *charbon* et de la *tuberculose*.

34. **Les Tœnias.** — Les Tœnias ou Vers solitaires qui se développent le plus communément dans le corps de l'homme sont au nombre de deux : 1° le *Tœnia solium*; 2° le *Tœnia inerme*. Étudions d'abord le premier (T. solium).

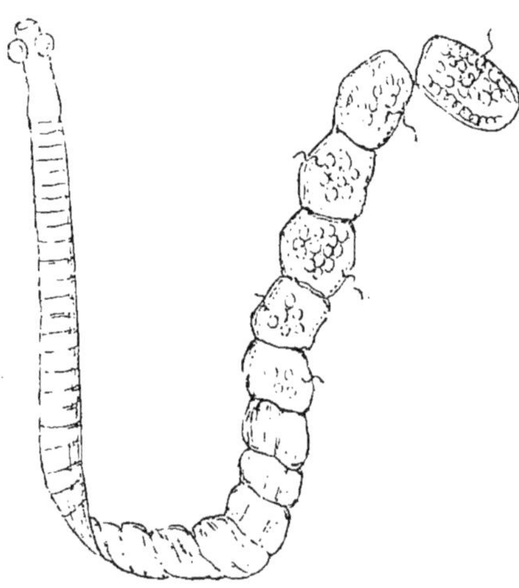

FIG. 4. — Portion de Tœnia solium montrant la tête, le cou et quelques cucurbitains.

Le Tœnia solium est un ver parasite qui, à l'état *adulte*, vit dans l'intestin de l'homme, et, à l'état *embryonnaire*, dans les tissus musculaires du porc.

A l'état adulte, il se présente sous la forme d'un ruban aplati, d'une longueur de 7 à 8 mètres; ce ruban est constitué par un nombre considérable d'anneaux placés à la suite les uns des autres : chaque anneau représente, pour ainsi dire, un animal complet. Les anneaux constituant le Tœnia ont des formes assez distinctes d'une extrémité du ver à l'extrémité opposée; à l'une des extrémités, on observe un petit organe ovalaire appelé la *tête*, tandis que l'autre extrémité présente des anneaux assez grands, plus longs que larges, appelés *proglottis* ou encore *cucurbitains* (parce qu'ils ont l'apparence de graines de courge). En observant les anneaux à partir de cette extrémité et en allant vers la tête, on les voit diminuer de grandeur, devenir d'abord aussi longs que larges, puis plus larges que longs, et enfin extrêmement petits au voisinage de la tête (portion appelée *cou*). Étudions spécialement la tête et les cucurbitains.

La tête est petite, de 0^{m}6 à 1 millimètre dans sa

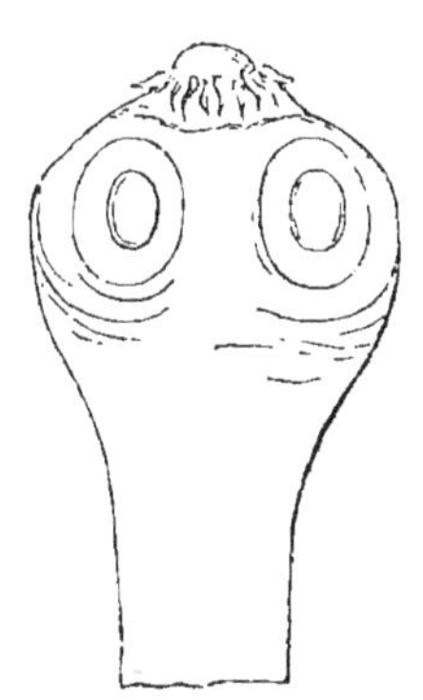

FIG. 5. — Tête de Tænia solium avec les ventouses et les crochets.

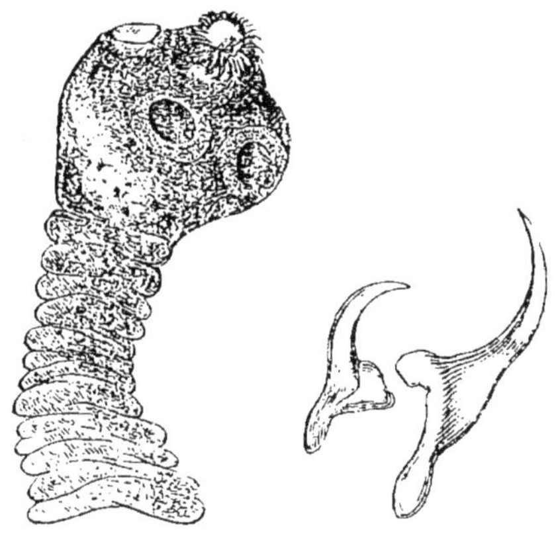

FIG. 6. — Tête et cou du Tænia solium (crochets séparés à droite).

plus grande largeur; elle présente dans sa partie la plus large, *quatre ventouses* hémisphériques et, en avant d'elles, une double couronne de petits crochets. On n'y observe ni bouche, ni tube digestif, etc., et on doit considérer la tête comme un simple organe destiné, par ses crochets et ses ventouses, à être solidement fixé aux parois de l'intestin de l'homme.

Les derniers proglottis de la chaîne atteignent 5 à 6 millimètres de largeur et jusqu'à 2 centimètres de longueur ; ils se détachent les uns après les autres, et, au moment où ils tombent dans la cavité intestinale, ils sont absolument remplis d'œufs destinés à la reproduction des tœnias. Mais le ruban conserve toujours à peu près les mêmes dimensions, car la région voisine de la tête a la propriété de fournir sans cesse de nouveaux anneaux, ce qui revient à dire que les proglottis qui tombent sont les plus anciennement formés dans cette longue chaîne.

L'homme atteint du *Ver solitaire* expulse au dehors, avec ses matières fécales, les cucurbitains détachés, dont les tissus propres pourrissent rapidement. Les œufs qu'ils mettent ainsi en liberté, protégés qu'ils sont par une coque épaisse et résistante, se conservent intacts dans les fumiers et dans le sol aussi bien que dans l'eau courante et dans les flaques d'eau. Ils ne peuvent se développer qu'à la condition d'être avalés par les porcs : on sait que ces animaux mangent gloutonnement et indistinctement tout ce qu'ils rencontrent, et il est facile de comprendre comment dans les campagnes ils sont fatalement condamnés à avaler les œufs expulsés par les personnes atteintes du ver solitaire.

Ces œufs, dont le diamètre ne dépasse pas 35 millièmes de millimètres, renferment dans leur intérieur un petit embryon, qualifié d'*hexacanthe,* parce qu'il présente six crochets à l'une de ses extrémités (*fig. 8*). Leur coque est dissoute sous l'influence des sucs intestinaux, ce qui a pour résultat de mettre en liberté les embryons hexacanthes; ceux-ci perforent, à l'aide de leurs crochets, les parois de l'estomac ou de l'intestin, et ils se rendent dans diverses régions musculaires, soit par l'intermédiaire des canaux sanguins, soit en se frayant un chemin à travers les tissus. Ils se fixent alors définitivement, grossissent très vite et prennent la forme

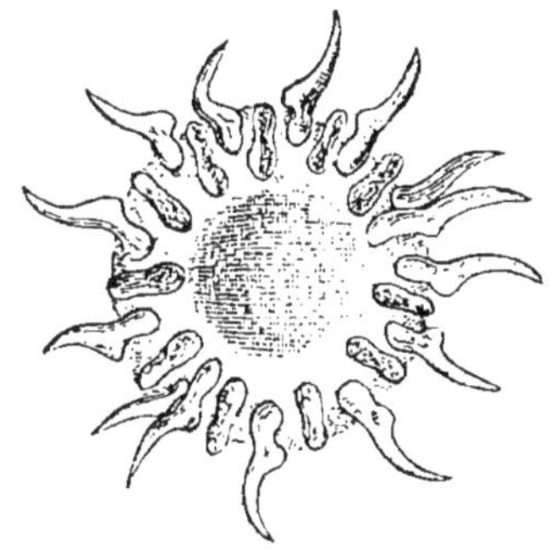

Fig. 7. — La double couronne des crochets du Tænia solium, vue par le haut

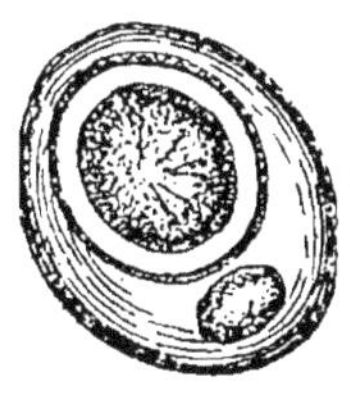

Fig. 8. — Œuf de Tænia solium renfermant un embryon hexacanthe.

de petits haricots. A cet état, ils portent le nom de *cysticerques* (Cysticercus cellulosæ), qui leur avait été donné à l'époque où l'on ne soupçonnait pas leur parenté avec les vers solitaires (*fig.* 9). Les cysticerques sont formés d'un sac blanchâtre rempli de liquide; leurs dimensions sont en général celles de petits pois; chacun renferme une tête et un cou de tænia invaginés à la façon d'un doigt de gant qu'on retourne.

Les porcs infestés de cysticerques sont des porcs *ladres*. Pour reconnaître la ladrerie chez ces animaux vivants, il suffit d'introduire les doigts à la base de la langue, à droite et à gauche du frein de cet organe; on trouve à la pression les grains durs formés par les cysticerques. Ajoutons que c'est là une pratique commune sur les marchés et qui est connue sous le nom de *langueyage*.

Si l'homme mange de la viande de porcs atteints

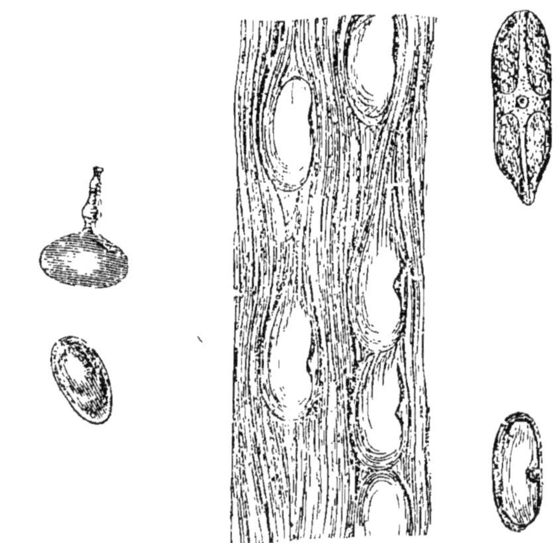

FIG. 9. — Les cysticerques du *T. solium* dans les muscles du porc (au milieu) et isolés (à droite et à gauche).

de ladrerie sans avoir pris les précautions indiquées plus bas, le sac des cysticerques est dissocié par les liquides de l'estomac, les cysticerques se *dévaginent* et aussitôt se fixent à la paroi de l'intestin à l'aide des crochets et des ventouses. Les cysticerques se développent en tœnias par la production d'anneaux qui s'ajoutent les uns à la suite des autres.

En résumé, le Tœnia solium vit dans l'intestin de l'homme à l'état adulte et dans les muscles du porc à l'état embryonnaire; ces deux hôtes sont nécessaires pour le développement complet de cet être, et il suffit d'atteindre les œufs ou les cysticerques pour empêcher sa propagation de l'homme au porc ou du porc à l'homme.

Le Tœnia est absolument parasite; entièrement dépourvu à tout âge de toute trace de tube digestif, il se nourrit, par imbibition, des sucs destinés aux tissus de ses hôtes. Il ne constitue pas un danger sérieux pour l'homme, malgré quelques croyances populaires, mais il est gênant et incommode. De plus, on s'en débarrasse difficilement parce qu'il se reforme tant qu'il a conservé sa tête; et cet organe, grâce à sa petitesse, peut échapper longtemps à l'action des médicaments.

En revanche, il est très facile de se garantir contre ce parasite. Les grains de cysticerques sont visibles à l'œil nu et ils ne peuvent échapper à une inspection même sommaire. Il est pourtant un moyen encore plus sûr, c'est de ne consommer que des viandes parfaitement cuites; la cuisson, en effet, tue tous les cysticerques; on admet même qu'ils sont aussi tués par une forte salaison. En France, on ne mange guère la viande de porc saignante; aussi le Tœnia solium devient-il assez rare.

On ne peut pas en dire autant du *Tœnia inerme*.

Ce ver porte aussi les noms de *Tœnia saginata* et de *Tœnia mediocanellata* (*fig. 10*). Ses dimensions et sa forme sont à peu près les mêmes. à l'état adulte, que celles du Tœnia solium; on le distingue principalement de ce dernier par l'absence complète de crochets en avant des quatre ventouses (*fig. 11*).

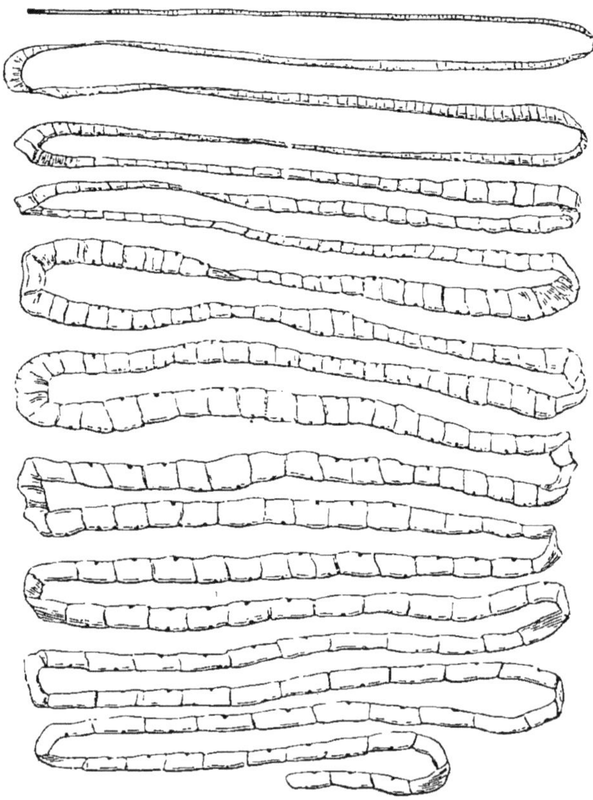

Fig. 10. — Le Tœnia inerme.

caractère qui lui a valu la dénomination de Tœnia *inerme*. Comme le précédent, il se présente successivement sous les formes d'œufs, de cysticerques (*Cysticercus bovis*) et de ruban aplati. Il demande aussi, pour son développement complet, deux hôtes, le *bœuf*, la vache ou le veau et l'*homme;* il passe de l'homme au bœuf par les excréments qui disséminent les œufs dans les eaux et les herbages, et du bœuf à l'homme par les viandes crues ou saignantes.

Le Tœnia inerme est beaucoup plus fréquent en Angleterre que le Tœnia solium; il tend à devenir aussi plus commun en France. Cela tient d'un côté à ce que l'inspection des viandes des *Bovidés* est

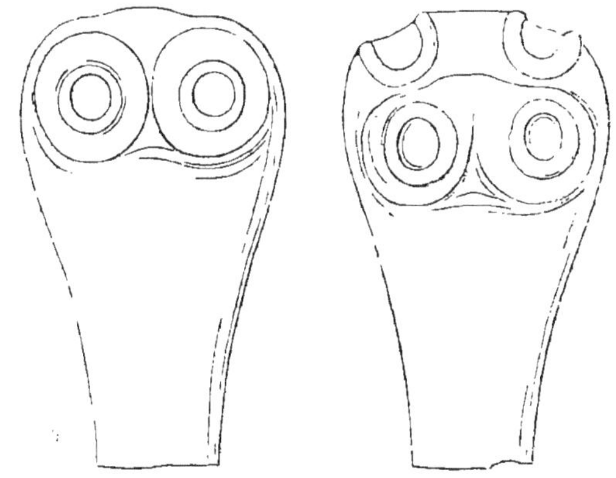

Fig. 11. — Tête de Tœnia inerme montrant les ventouses (sans crochets).

plus difficile que l'inspection des viandes de porcs, à cause de la petitesse du *Cysticercus bovis*, et, d'un autre côté, à l'habitude très généralement répandue que l'on a de manger le bœuf *saignant*. Il faut réagir contre cette habitude et donner aux viandes des *bovidés* (bœuf, vache, veau, génisse) une cuisson telle que les parties centrales soient gris-rosées et non rouges; cette cuisson est, en effet, suffisante pour tuer tous les cysticerques.

35. **La Trichine.** — La Trichine (*Trichina spi-*

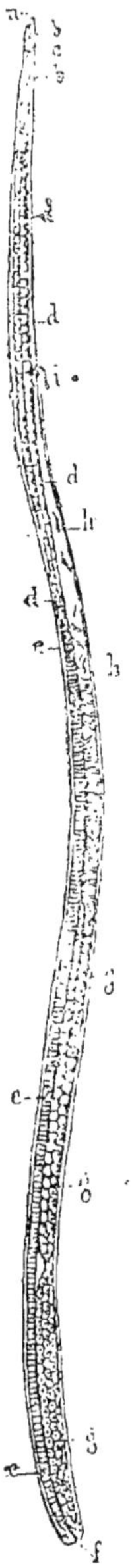

ralis) est un ver rond, piriforme, non annelé, ayant à l'état adulte de 1 millimètre à 1 millimètre et demi de longueur; son organisation est plus complexe que celle des Tœnias, car ce petit être possède un tube digestif composé d'une bouche, d'un œsophage, d'un renflement stomacal et d'un intestin (*fig. 12*).

La Trichine doit être considérée sous deux états :

1° A l'état de larve, c'est-à-dire à l'état non sexué;

2° A l'état adulte, c'est-à-dire à l'état sexué, caractérisé surtout par la formation des œufs.

A l'état adulte, la Trichine vit dans l'intestin de l'homme où les femelles pondent un nombre considérable d'embryons ou de larves d'une grande petitesse; on a compté jusqu'à quinze cents larves provenant d'une seule ponte. Les larves, aussitôt après leur naissance, traversent les parois de l'intestin et se rendent dans les tissus musculaires aux dépens desquels elles se nourrissent pour passer ensuite à l'état de vie latente en s'entourant d'une membrane protectrice : c'est cet état qui porte le nom d'*enkystement*; chaque larve a formé un *kyste* dans lequel elle s'est enroulée en spirale (*fig. 13*).

Fig. 12.—Trichine adulte.

Les kystes de Trichine se trouvent dans les muscles qui, ainsi qu'on le sait, constituent la majeure partie de la chair des animaux; ils sont extrêmement petits, invisibles à l'œil nu, et, pour déceler leur présence, il faut dissocier les muscles et en examiner une petite portion à l'aide du microscope.

La condition essentielle du développement ultérieur des larves des kystes en Trichines adultes est un changement d'hôte : si, par exemple, l'homme avale de la viande de porc renfermant des kystes intacts, la membrane protectrice des larves est dissoute par les sucs intestinaux; les larves, mises ainsi en liberté, grandissent et passent à l'état de Trichines adultes: celles-ci pondent de nombreuses larves qui se rendent dans les muscles, et ainsi de suite.

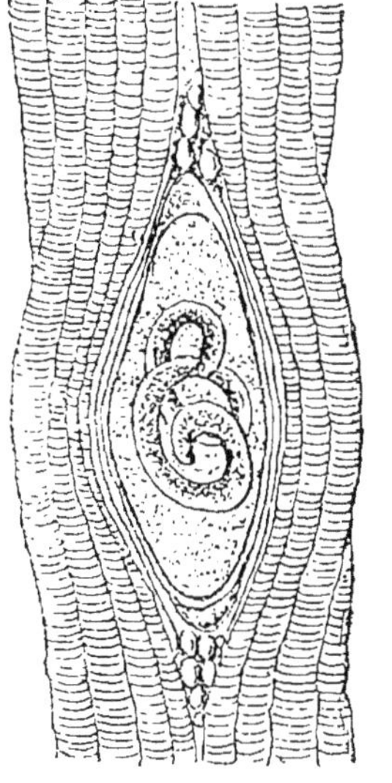

FIG. 13. — Larve de Trichine enkystée dans les muscles.

Les kystes de Trichines peuvent se trouver dans la chair du porc, du rat et dans les muscles de l'homme. L'homme contracte la Trichine en mangeant de la viande peu cuite de porc trichiné: les porcs la contractent en mangeant les rats morts jetés sur les fumiers, et les rats peuvent devenir trichinés en mangeant des restes de viande de porc.

On désigne sous le nom de *trichinose* la maladie causée par la présence de trichines. Cette maladie est d'autant plus grave que le nombre de parasites est plus grand; elle est quelquefois mortelle et toujours dangereuse. La trichine a surtout frappé l'Allemagne. En France, une petite épidémie de trichinose (1879) atteignit seize personnes à Crépy-en-Valois (Seine-et-Oise) qui avaient mangé la viande d'un même porc; une jeune fille seule mourut. Les viandes américaines sont souvent trichinées : le décret du 18 février 1881 interdit sur tout le territoire de la République française l'importation des viandes salées provenant des États-Unis d'Amérique.

Le moyen le plus simple d'éviter la trichine et la trichinose est de bien faire cuire la viande de porc; la cuisson parfaite garantit aussi, comme nous l'avons dit, des Tœnias.

36. **Maladies microbiennes : charbon et tuberculose.** — Le charbon et la tuberculose seront étudiés plus loin (voir *Maladies contagieuses*). Le charbon frappe spécialement le mouton, les bovidés et le cheval. Les viandes des animaux charbonneux sont remplies des microbes qui déterminent cette terrible maladie, toujours mortelle pour l'homme; d'un autre côté, il est certain que l'alimentation par ces viandes donne le charbon. Heureusement, les viandes charbonneuses sont facilement reconnaissables et, en outre, les lois interdisent absolument leur vente et l'empêchent en prescrivant l'abatage et l'enfouissement des animaux atteints du charbon.

La tuberculose est commune à l'homme et aux animaux. Les animaux les plus communément atteints sont les *bovidés* et les *volailles*. Les lois interdisent la vente des viandes des bovidés tuberculeux lorsque la maladie a atteint un degré avancé, et il faut absolument s'abstenir de l'usage du lait cru des vaches tuberculeuses. Lorsque la tuberculose est peu marquée, la viande n'est pas altérée, mais les viscères et le foie en particulier sont atteints, et ils paraissent sains alors qu'ils sont remplis de microbes ; or, on a la déplorable habitude de manger les foies de volailles à peine cuits : c'est courir les plus grands risques, car on avale ainsi en grande quantité les germes vivants de la tuberculose.

2° *Empoisonnements d'origine alimentaire.*

Les viandes provenant d'animaux absolument sains peuvent devenir extrêmement dangereuses lorsqu'elles sont altérées ou, en d'autres termes, lorsqu'elles présentent un commencement de putréfaction. On a reconnu, en effet, que toutes les fois que les matières organiques pourrissent elles développent dans leur intérieur des poisons désignés sous le nom général de *ptomaïnes*. Ces poisons sont d'une violence extrême ; on peut les comparer aux *alcaloïdes* qui se forment chez quelques végétaux vivants (strychnine, atropine, curare, quinine, etc.), et qui sont aussi des poisons violents.

Les ptomaïnes ont été découvertes et étudiées par MM. Selmi et Gautier ; elles ont aussi fait l'objet des recherches de MM. Brouardel, G. Pouchet, etc. Elles se développent de préférence dans les viandes ramenées au contact de l'air, comme les saucissons entamés depuis quelque temps ou les conserves de viandes laissées ouvertes quelques jours ; elles se développent presque toujours dans les saucisses et les boudins préparés avec des viandes qui n'ont pu être vendues; elles se développent aussi dans toutes les viandes altérées par le temps (mouton, bœuf, veau, gibier, volailles, poissons), dans les vieux fromages, etc., en un mot partout où une substance quaternaire commence à pourrir.

Comme les alcaloïdes végétaux plus haut signalés, les ptomaïnes déterminent de graves désordres dans l'organisme : coliques violentes, diarrhée, vomissements prolongés, syncopes, etc.; elles peuvent même amener la mort.

Assez rares en France, les empoisonnements de cet ordre ont été observés par centaines en Allemagne et particulièrement dans le Wurtemberg, où ils sont dus surtout à la consommation des *saucisses*, que les Allemands mangent crues et non fumées après les avoir laissées vieillir pour y trouver un goût spécial; ils sont dus aussi à la consommation des boudins, peu cuits et formés de graisse, de lait, de mie de pain, de sang de bœuf en décomposition depuis cinq ou six jours, toutes conditions favorables à une putréfaction rapide. A ces empoisonnements par les boudins et par les saucisses on donne le nom général de *botulisme*.

S'abstenir de toute préparation de charcuterie qui n'est pas rigoureusement fraîche, la soumettre dans tous les cas à une cuisson prolongée, se défier de tout aliment altéré, tels sont les préceptes qui permettent d'éviter les empoisonnements signalés.

§ 4. — Les Boissons alcooliques.

Rôle physiologique de l'alcool.
Le vin : composition et rôle; mouillage et vinage; coloration artificielle; plâtrage; sucrage; salicylage; vins artificiels.
La bière : préparation et composition ; falsification.
Le cidre : préparation, composition; falsification.

37. **Rôle physiologique de l'alcool.** — Les boissons les plus utilisées dans nos pays sont le vin, la bière, le cidre, les eaux-de-vie et les diverses liqueurs; elles ont un caractère commun, celui de renfermer de l'*alcool*, et toutes méritent, par conséquent, la dénomination de *boissons alcooliques*. Aussi, et avant même d'envisager les caractères de ces boissons, convient-il tout d'abord d'examiner l'action exercée sur l'organisme par l'alcool *véritable*, celui qui est obtenu par la distillation des vins.

On considère généralement l'alcool comme n'ayant par lui-même aucune valeur nutritive. Des peuples entiers, les Mahométans, par exemple, s'en passent ou à peu près ; beaucoup d'individus, sans compter les enfants et les femmes, se privent absolument de boissons alcooliques, et la santé des uns et des autres n'en est nullement compromise; il en est de même de tous les animaux, qui ont une répugnance invincible pour l'alcool et pour les boissons qui ont l'alcool pour base.

D'un autre côté, tous les peuples font usage, depuis la plus haute antiquité, de boissons alcooliques diverses, car le vin et la bière sont cités par les auteurs de tous les temps. L'expérience pratiquée sur la plus vaste échelle possible — chez tous les peuples et à partir des époques les plus reculées — ne montre nullement que l'usage de l'alcool à doses modérées ait une influence marquée sur la santé et la vie des individus.

L'alcool n'étant pas un aliment, quel rôle remplit-il dans l'organisme?

On croit à tort qu'il peut combattre à la fois le froid et la chaleur. Précisément son emploi est abandonné par les personnes qui ont à lutter contre les froids excessifs et contre les fortes chaleurs. Les baigneurs de Dieppe, qui passent des heures entières dans l'eau, les guides des Alpes pendant l'hiver, les voyageurs des régions polaires s'abstiennent de l'usage de l'alcool après avoir constaté qu'il leur était beaucoup plus nuisible qu'utile; l'armée russe, en marche pendant les temps froids, n'use pas de boissons alcooliques; d'un autre côté, les médecins militaires anglais ont remarqué, dans l'Inde et en Égypte, que, pendant les grandes chaleurs, les soldats qui ne boivent que du thé ont plus d'entrain et de force que ceux qui font usage d'eau-de-vie ou de rhum.

On croit aussi que l'usage de l'alcool est utile aux personnes qui se livrent à des travaux physiques de quelque durée; c'est encore une erreur, car les ouvriers qui ont à fournir une grande force musculaire s'abstiennent de boissons alcooliques. Il est cependant certain qu'une petite dose d'alcool ajoutée à un peu de nourriture solide relève les forces des personnes fatiguées par un travail physique.

De tout ce qui a été avancé sur le rôle physiologique de l'alcool, il ne reste qu'un fait positif : « L'alcool surexcite, exaspère même le système nerveux et fait trouver à l'homme, dans ses dernières ressources, la matière d'un suprême effort : c'est le coup d'éperon qui peut faire bondir encore une fois le cheval épuisé, mais qui ne lui tient pas lieu de nourriture ; appel imprudent, d'ailleurs, aux réserves de l'économie et qui finit par ne plus être entendu ». (Dr Arnould.) Encore faut-il remarquer que l'usage de l'alcool, à ce point de vue, ne peut nullement être généralisé, car il est nuisible aux tempéraments délicats et nerveux, et aux personnes qui fournissent un travail intellectuel excessif.

Étant donnés les faits qui précèdent et les dangers qui résultent de l'usage abusif des liqueurs alcooliques (voir plus loin), les hygiénistes se sont justement préoccupés d'indiquer les doses d'alcool qu'il ne faut pas dépasser et de rechercher les conditions qui rendent les boissons alcooliques inoffensives ou dangereuses. Nous allons passer en revue, à ce dernier point de vue, les principales boissons alcooliques. Pour ce qui concerne la dose d'alcool maximum, il est difficile d'indiquer une formule générale, car la dose qui convient à un tempérament peut ne convenir nullement à un autre tempérament ; cependant, on estime généralement que la dose maximum d'alcool pur ou en boisson ne devrait jamais dépasser 30 ou 40 centimètres cubes par jour.

LE VIN.

38. **Composition et rôle du vin.** — Le vin naturel provient de la fermentation spontanée du raisin ou *moût*. Le moût est un liquide riche en sucres, en dextrine, en acides et sels organiques et minéraux. La fermentation du moût transforme les sucres en acide carbonique qui se dégage dans l'air et en alcool qui reste dissous dans le vin ; ce phénomène est dû à la présence dans le moût de germes comparables à des microbes (*levûre*), qui vivent et se multiplient rapidement en empruntant de l'oxygène aux sucres et en les transformant, par suite, en alcool et acide carbonique.

Les vins blancs proviennent des raisins blancs ; les raisins noirs donnent les vins rouges. La coloration de leurs grains est due à une substance renfermée dans leur enveloppe et qui se dissout dans l'alcool du vin ; ils donnent des vins à peine colorés si on soutire immédiatement le jus après la pression des raisins, la substance colorante n'étant pas soluble dans l'eau du moût.

La composition des vins est assez complexe, ainsi qu'on peut s'en convaincre par le tableau suivant emprunté à M. Armand Gautier.

Composition moyenne du vin rouge pour 1000 :

Eau...............................	869
Alcool (en volume).................	100

Alcools divers, éthers et parfums.....	Traces.
Glycérine..........................	6 50
Acide succinique....................	1 50
Matières albuminoïdes, grasses, sucrées, gommeuses et colorantes.....	16
Tartrate de potasse.................	4
Acides acétique, propionique, citrique, malique, carbonique..............	1 50
Chlorures, bromures, iodures, fluorures, phosphates de potasse, de soude, de chaux, de magnésie, oxyde de fer, albumine, ammoniaque......	1 50

La quantité d'eau dans les vins naturels ordinaires varie entre 80 et 92 parties °/₀ ; la quantité d'alcool varie entre 7 et 16 et elle est en moyenne de 9 °/₀ dans les vins français, ce qui s'exprime couramment en disant que le degré alcoolique moyen est 9.

On désigne sous le nom d'*extrait sec* le résidu solide qui reste par l'évaporation du vin ; il renferme la glycérine, l'acide succinique, le tannin, quelques matières minérales, le chlorure de potassium, les matières colorantes et l'albumine. Le poids d'extrait sec varie entre 15 et 50 grammes pour 1000, c'est-à-dire par litre.

« Le vin n'est pas plus nécessaire que l'alcool, mais c'est la plus louable des boissons alcooliques. La stimulation qu'il produit est meilleure, moins inoffensive que celle de l'alcool seul, fût-il dilué au même point que l'alcool du vin l'est naturellement. Beaucoup de vins parfaitement stimulants sont moins riches en alcool que d'autres qui stimulent peu. Il y a dans le vin naturel une complexité merveilleuse de substances utiles, bien équilibrées, que rien ne remplace. Les petits vins des vignobles sans renom, que les travailleurs du pays consomment à l'ordinaire, leur rendent plus de services que ne le feraient des vins alcooliques... Comment se ferait-il, si le vin n'était que de l'alcool étendu, que les peuples anciens, dont les guerriers de Virgile et d'Homère nous reproduisent les mœurs, aient fait appel au vin dans toutes les réjouissances publiques et dans les occasions où il était urgent de relever le courage des soldats? Et pourquoi la gaieté française et le rire gaulois sont-ils précisément le privilège de cette terre où la vigne mûrit ses produits les plus parfaits, non les plus alcooliques? Je n'ai jamais compris les esprits chagrins et de peu de portée qui se sont réjouis de l'invasion du phylloxera; les vrais philanthropes, comme Pasteur, Bergeron, Lunier ont, au contraire, entrevu très justement que l'abondance du vin loyal et de bonne qualité est le réel préservatif des désastres de l'alcoolisme ». (Dr Arnould.)

On verra plus loin que les statistiques de ces vingt dernières années marquent précisément un accroissement effrayant de l'alcoolisme en France: on sait d'autre part qu'avant l'invasion du phylloxera l'usage du vin conduisait très rarement à l'alcoolisme, sauf dans les cas d'abus constant.

Les désastres éprouvés par la viticulture française ayant considérablement diminué les productions du vin (83,836 millions d'hectolitres en 1875, 28,336 millions d'hectolitres en 1886), les commerçants se sont appliqués à fournir aux besoins de la consommation, soit en fabriquant des vins sans raisin, soit en falsifiant les vins naturels.

Étudions d'abord les principales falsifications des vins naturels.

39. **Le mouillage et le vinage.** — Le *mouillage* et le *vinage* sont deux falsifications courantes, intimement liées l'une à l'autre et suivies presque inévitablement d'autres falsifications destinées à les dissimuler (coloration artificielle, plâtrage, etc.).

Le *mouillage* consiste dans l'addition au vin d'une certaine quantité d'eau. Cette opération a pour effets principaux de rendre plus faible le degré alcoolique du vin mouillé, de diminuer le poids d'extrait sec puisqu'il y a augmentation de volume et de rendre les vins peu colorés.

Le degré alcoolique du vin mouillé est augmenté par l'addition d'alcool, ce qui constitue le *vinage*, lequel est opéré aussi à la cuve après la pression des raisins qu'on sait devoir donner des vins peu alcoolisés. Le vinage, et par suite le mouillage, seraient plutôt des fraudes que des falsifications dangereuses pour la santé si les commerçants employaient uniquement l'alcool de bonne qualité, l'alcool de vin par exemple. Il n'en est rien malheureusement, car la rareté du vin et la cherté des alcools bien rectifiés font utiliser surtout les mauvais alcools de grains, de betteraves, etc., toxiques et éminemment propres à développer l'alcoolisme.

40. **La coloration artificielle.** — La *coloration*

artificielle a pour but de masquer le mouillage et le vinage en donnant aux vins falsifiés des couleurs agréables à l'œil et rappelant celles des vins naturels. C'est une pratique pour ainsi dire courante, et M. A. Gautier estime qu'une seule ville, comme Béziers ou Narbonne, demande des milliers de kilogrammes de substances colorantes pour la coloration des vins du commerce.

Parmi les substances employées à cet usage il en est d'inoffensives, mais il en est aussi qui sont particulièrement toxiques. Les baies de sureau, de troêne, les baies de Phytolacca (*raisin d'Amérique du commerce*) sont à peu près inoffensives; il n'en est pas de même de la fuchsine et des autres couleurs dérivées de la houille, qui sont toutes des poisons dangereux et qui doivent être absolument proscrites.

L'analyse chimique permet de reconnaître assez rapidement la coloration artificielle des vins, et il est urgent d'y recourir pour tous les vins de commerce qui, agités dans la bouteille, donnent une mousse colorée; la mousse des vins naturels est incolore, excepté pour les vins du Roussillon.

14. **Le plâtrage.** — Le *plâtrage*, très en honneur dans les départements viticoles du Midi, consiste à ajouter de 2 à 8 kilogrammes de plâtre (*sulfate de chaux*) à 100 kilogrammes de raisins: on le dispose dans la cuve en couches qui alternent avec les couches de vendange. L'addition du plâtre a certains avantages commerciaux très appréciés: la fermentation est plus rapide et plus complète : l'acidité du vin est augmentée, ce qui se traduit à l'œil par une colo-

ration vive et vermeille; le vin se conserve mieux et supporte les chaleurs, les transports, etc.

Mais cette opération a aussi des dangers (accidents gastriques et intestinaux), qui résultent de l'action du sulfate de chaux sur le bitartrate de potasse du jus de raisin. En effet, le sulfate de chaux décompose le bitartrate de potasse en sulfate neutre de potasse, corps purgatif et irritant, et en sulfate acide de potasse, corps caustique et nocif. Le vin naturel contient cependant du sulfate de chaux, mais en très petite quantité (6 centigrammes par litre); les vins plâtrés en renferment 8 grammes et plus par litre.

L'Académie de médecine, consultée en 1888 sur les avantages commerciaux et sur les inconvénients hygiéniques du plâtrage, a émis l'avis que le plâtrage ne devait être toléré qu'à la dose maximum de 2 grammes par litre.

42. **Le sucrage.** — Le *sucrage* consiste à ajouter du sucre aux vins médiocres afin d'augmenter leur richesse en alcool; le sucre ajouté fermente, en effet, comme le sucre du raisin et se transforme en alcool et en acide carbonique.

Le sucrage se pratique suivant le *procédé de Gall* ou suivant la *méthode de Petiot*. D'après le procédé de Gall on ajoute au *moût* 20 à 24 % de sucre; le procédé de Petiot consiste à arroser d'eau sucrée le *marc* au moment où il sort du pressoir, à laisser fermenter quelque temps, à soutirer le liquide obtenu après la fermentation et, enfin, à l'ajouter au vin précédemment obtenu.

Le sucrage, s'il est fait avec du sucre de canne, ne présente aucun danger pour la santé; mais il est pratiqué le plus souvent avec le sucre qui provient de la fécule de pommes de terre. La fermentation de ce sucre produit une certaine proportion d'alcool amylique dont la nocuité est grande ; aussi l'usage des vins sucrés produit-il des troubles graves tels que l'irritation gastrique, l'ébranlement nerveux, l'ivresse rapide, etc.

43. **Le salicylage.** — Le *salicylage* consiste dans l'addition au vin d'acide salicylique qui a l'avantage commercial de conserver les vins et d'en masquer les altérations. Mais l'acide salicylique, à doses très faibles (quelques centigrammes) et répétées, est condamné par les hygiénistes et son emploi est défendu par les lois.

44. **Vins artificiels.** — Avec de l'eau, de l'alcool, du sucre, des colorants et de l'arome, on fabrique des vins sans raisin qui sont livrés au commerce sous la dénomination de vins de crus ; on a soin d'y ajouter quelques-unes des substances de l'extrait sec afin de dissimuler autant que possible cette fraude grossière. Les dangers de ces vins sont très graves et l'on ne saurait avoir la moindre indulgence pour les fabricants qui empoisonnent de parti pris les consommateurs; les dénoncer aux justes sévérités de la loi, c'est rendre un grand service à la société.

LA BIÈRE.

45. **Préparation et composition de la bière. —** La bière se prépare avec de l'orge et du houblon ; sa fabrication comporte les opérations suivantes :

1° Le *maltage*. — L'orge humectée d'eau et gonflée est placée dans un germoir en couches de 40 à 50 centimètres d'épaisseur ; elle commence à germer, ce qui détermine l'accroissement de la gemmule et la formation de petites racines. Quand la germination est arrivée au point voulu (la gemmule a environ deux tiers de la longueur de la graine), on dessèche les grains, on les débarrasse de leurs racines et on les concasse entre des meules ; à cet état ils forment le *malt*. La germination a eu pour résultat essentiel la formation de la *diastase*, substance azotée comparable à la diastase de la salive.

2° Le *brassage*. — Le malt est placé dans une cuve à double fond et de l'eau chauffée (75°) est introduite par l'intervalle qui sépare les deux fonds ; le malt est brassé en même temps ; puis on ferme la cuve pendant environ trois heures. La diastase transforme l'*amidon* de l'orge en *glucose* qui se dissout dans l'eau. L'eau est soutirée, ce liquide sucré est le *moût*.

3° Le *houblonnage*. — Le moût est mis à bouillir dans des chaudières avec des cônes de houblon. Le houblon communique au moût un principe amer, agréable au goût.

4° *La fermentation.* — Le moût houblonné et rapidement refroidi est alors versé dans de grandes cuves où il *fermente*, grâce à l'addition de levure de bière dans les proportions de 2 kilogrammes pour mille litres. La levure de bière est un organisme vivant qui vit, se développe et se multiplie dans le moût en décomposant le sucre en alcool et acide carbonique.

En résumé, l'amidon de l'orge est transformé en sucre par la diastase développée pendant la germination des graines, le sucre est transformé en alcool et acide carbonique par la levure de bière : la bière est une boisson alcoolique aromatisée par le houblon.

Toute substance féculente peut servir à la formation de la bière : à Louvain, on emploie l'avoine ; le maïs aux États-Unis. Le seigle, le blé, la pomme de terre, etc. pourraient aussi bien être employés s'il ne s'agissait que d'obtenir une boisson alcoolique.

Dans la composition de la bière, on trouve, en plus de l'eau :

1° De l'alcool (de 1 à 8 %, en moyenne 3 ou 4°) ;

2° Des substances albuminoïdes (5.926 par litre d'après Payen) ;

3° Des phosphates (jusqu'à 0gr80 d'acide phosphorique) ;

4° Du sucre, de la dextrine qui persistent après la fermentation ;

5° Des sels terreux (extrait solide : 50 grammes par litre).

La bière est la meilleure boisson alcoolique après le vin ; elle est plus nourrissante que le vin, et l'on sait bien que les grands buveurs de bière prennent de l'embonpoint. En raison de la petite quantité d'alcool qu'elle renferme en général, la bière ne conduit guère à l'alcoolisme, à moins qu'elle ne soit falsifiée avec des alcools de mauvaise qualité ou avec des substances dangereuses employées pour remplacer le houblon.

46. **Falsifications.** — Remplacer l'orge par le maïs, le riz, le blé, la fécule de pommes de terre ou par des mélasses et des sucres, introduire de mauvais alcools dans la fabrication, obtenir le goût et la conservation des bières avec des substances amères autres que le houblon, telles sont les principales falsifications et fraudes constatées pour la bière.

L'emploi du glucose provenant de la fécule des pommes de terre est très dangereux parce que l'alcool résultant de la fermentation de ce glucose est toujours associé d'*alcool amylique* qui donne des vertiges, des maux de tête, des troubles cérébraux, etc.

Le houblon peut être remplacé par la strychnine, la brucine, la coque du Levant, l'aloès, la jusquiame, la belladone, etc., etc., ce qui peut amener des troubles considérables dans l'organisme, plusieurs de ces substances étant les poisons les plus énergiques que l'on connaisse. Dietchz indique un procédé rapide qui permet de reconnaître si l'amertume de la bière est produite par une substance autre que le houblon : il consiste à traiter la boisson soupçonnée par une solution d'acétate de plomb jusqu'à ce qu'il ne se produise plus de précipité ; l'acétate de plomb précipite seulement le principe amer du houblon et non les autres. Si, après le repos de la bière ainsi traitée la limpidité revient, on peut être assuré que le houblon seul avait été employé.

LE CIDRE.

47. **Préparation, composition, falsification.** — Le cidre se prépare avec les pommes (*cidre* proprement dit) et avec les poires (*poiré*). Les pommes ou les poires, après avoir été grossièrement broyées, *cuvent* au contact de l'air environ pendant vingt à vingt-quatre heures. Portées au pressoir, elles donnent un premier moût (*gros cidre*), puis, après mélange d'une quantité variable d'eau, un deuxième moût (*petit cidre*). La fermentation est faite dans des tonneaux dont la bonde reste ouverte. Le mélange du gros et du petit cidre donne le *cidre de ménage*.

Le cidre contient de 5 à 8 % d'alcool ; c'est une boisson inférieure, d'une digestion difficile et qui se conserve mal. Il est l'objet de falsifications qui le rendent encore moins recommandable, le *vinage* et *mouillage*, par exemple. En outre, l'amertume est combattue par l'addition de sels de plomb et l'acidité par l'addition de craie et de cendres.

§ 5. — Alcools et liqueurs.

Caractères généraux et origines des alcools.
Quantités d'alcool produites.
L'alcoolisme.
Comment devient-on alcoolique ?

48. **Caractères généraux et origine des alcools.** — Les diverses eaux-de-vie utilisées dans l'alimentation proviennent d'alcools *naturels* qui possèdent un bouquet spécial, ou d'alcools *artificiels* auxquels on ajoute un bouquet artificiel. Toutes les liqueurs sont formées d'alcool, d'eau et de sucre, aromatisées avec des substances diverses ; aussi importe-t-il avant tout de déterminer les caractères des alcools qui peuvent être employés dans l'alimentation.

Sous le nom d'*alcools naturels* on désigne les alcools qui proviennent de la distillation des sucs végétaux soumis à la fermentation ; leur fabrication comprend : 1° la formation du *moût*, ou liquide sucré obtenu par pression de fruits ; 2° la fermentation du moût ou production de *vinasses* (vin, cidre, poiré, etc.) marquant de 4 à 12° d'alcool ; 3° la distillation des vinasses, qui a pour but de séparer l'alcool du liquide auquel il se trouve mélangé. Cet alcool est dit de *consommation ;* il marque en moyenne 50°. Les principaux alcools sont :

L'*eau-de-vie de vin* (cognac, armagnac, etc.) provenant de la distillation du vin ;

Le *marc*, provenant de la distillation des marcs de raisins ;

L'*eau-de-vie de cidre* (*Calvados*), provenant de la distillation du cidre et du poiré;

Le *kirsch*, provenant de la distillation de certaines cerises;

Le *couetsch* ou *quetsch*, provenant de la distillation de certaines prunes;

Le *rhum*, provenant de la distillation du jus de canne fermenté;

Le *tafia*, provenant de la distillation de mélasses de canne fermentées;

Le *wiskey*, le *gin*, provenant de la distillation de l'orge fermenté.

Les *alcools artificiels* ou d'*industrie* se préparent au moyen de substances farineuses ou sucrées; leur fabrication, plus compliquée que celle des alcools naturels, comprend les opérations suivantes : 1° la préparation des *moûts* sucrés, par *décoction* pour les betteraves et par *saccharification* pour les substances farineuses; 2° la fermentation de ces moûts ou la production de *vinasses*; 3° la distillation des vinasses, c'est-à-dire la séparation de l'alcool qu'elles contiennent. On obtient ainsi ce que, dans l'industrie, on appelle des *flegmes*, qui marquent de 40 à 70°; par conséquent, les flegmes correspondent aux alcools naturels, et jusqu'ici les opérations sont comparables. Mais, en général, les flegmes ont un bouquet absolument désagréable et elles doivent être *rectifiées* pour servir à la fabrication des boissons alcooliques. La *rectification* des flegmes est faite dans des appareils ingénieux, mais fort coûteux; elle consiste simplement dans une série de distillations qui séparent d'abord des produits infects (aldéhydes, essences légères, éthers), puis des alcools dits de *bon goût* ou *neutres*, puis enfin des alcools supérieurs (alcool amylique, etc.) dits de *mauvais goût*. On obtient en outre, avant et après la séparation des alcools de bon goût, des alcools de *goût moyen* destinés à l'industrie et malheureusement utilisés souvent dans l'alimentation. La rectification se continue ensuite sur les alcools de moyen et de bon goût, et, quand elle est faite sur ces derniers, elle donne des *alcools de cœur* qui sont presque chimiquement purs. Enfin, on ajoute aux alcools d'industrie des *bouquets artificiels* (de cognac, de rhum, de kirsch, etc.).

Les principaux alcools artificiels sont :

Les alcools de *betteraves*, de *mélasses*;

Les alcools de *grains* (maïs, riz, blé, etc.);

Les alcools de *pomme de terre*.

Il résulte de ces faits et des analyses entreprises à ce sujet que les alcools artificiels bon goût sont plus purs que les alcools naturels; ces derniers contiennent 3.89 millièmes d'impuretés (alcool butylique, alcool amylique) et les premiers $^1/_2$ à 1 millième seulement. Les uns et les autres sont à base d'alcool éthylique C^2H^6O: ils renferment, en outre, d'autres alcools, notamment l'alcool butylique $C^4H^{10}O$ et l'alcool amylique $C^5H^{12}O$. Tous ces alcools sont toxiques, mais à des degrés divers. Si l'on représente la toxicité de l'alcool éthylique par 1, elle est de 4 pour l'alcool butylique et de 15 pour l'alcool mylique. Les quantités de ces alcools purs nécessaires pour amener la mort au bout de vingt-quatre à trente-six heures sont, d'après MM. Dujardin-Beaumetz et Audigé (par kilogramme de poids du corps) :

Alcool éthylique..................	8gr
— prophylique (C^3H^8O)...........	3gr90
— butylique	2gr
— amylique......................	1gr

De telle sorte qu'on peut poser en principe : 1° que l'alcool pur (éthylique) est un poison et que les impuretés qui l'accompagnent sont plus toxiques que lui ; 2° que les alcools naturels sont moins toxiques que les flegmes d'industrie ; 3° que les alcools artificiels, préparés au moyen de bouquets inoffensifs, sont moins toxiques que les alcools naturels. (X. Rocques.)

49. **Quantités d'alcools produites depuis 1840.** — En 1840, les vignobles étaient en pleine prospérité ; les alcools naturels (de *vin* presque uniquement) fournissaient par année à la consommation 800,000 hectolitres ; les alcools artificiels fabriqués à cette époque formaient un total de 87,000 hectolitres, savoir : 40,000 hectolitres d'alcool de mélasses, 27,000 hectolitres d'alcool de grains, 20,000 hectolitres d'alcool de betterave.

A la suite des désastres qui atteignirent les vignobles par l'invasion de l'*oïdium*, la production des alcools naturels s'abaissa à 155,000 hectolitres en 1853, alors que la fabrication produisait environ 395,000 hectolitres d'alcools artificiels, savoir :

300,000 hectolitres de betterave, 130,000 de mélasses, 75,000 de grains.

L'oïdium fut combattu, et jusqu'en 1865, les alcools naturels reprirent leur place en tête de la production. De 1865 à 1870, les alcools de mélasses prirent la première place.

En 1877, la vigne est frappée par le *phylloxera*; la production des alcools naturels baisse tout d'un coup et atteint, en 1880, le chiffre de 21,000 hectolitres! En même temps, la fabrication de l'alcool de grains et de betteraves se développe d'une façon extraordinaire :

Voici enfin le tableau de la production alcoolique en 1885 (X. Roques) :

Alcools naturels.	Alcools de vin........	33,181 hect.	86,055 hect.
	— de marcs et de fruits.......	52,874 —	
Alcools artificiels.	Alcools de mélasses...	776,503 —	1,807,666 —
	— betteraves....	484,906 —	
	— de grains.....	529,840 —	
	— de substances diverses....	16,327 —	

50. **L'alcoolisme.** — Le tableau ci-dessus montre nettement combien il reste peu de chances de sécurité dans la consommation des boissons alcooliques. Si, d'un autre côté, on considère combien ces boissons, même loyalement fabriquées, sont dangereuses par les alcools et par les impuretés qui les accompagnent, une seule conclusion s'impose, à savoir qu'il faut leur laisser la place la plus effacée dans l'alimentation. L'usage et l'abus des boissons

alcooliques constituent un des périls les plus graves pour la société. Ce péril a été l'objet de nombreuses études; il est combattu par les lois; des sociétés de tempérance se sont formées dans le seul but d'en prévenir et d'en arrêter les funestes résultats. Mais la lutte contre l'alcool est difficile, en raison même des immenses intérêts qu'il met en jeu : les distillateurs, les grands négociants de spiritueux, les marchands de vin, les débitants, en un mot tous ceux qui vivent de l'alcool forment une grande puissance dans la société actuelle, et il faut compter essentiellement sur le bon sens de chacun — éclairé par la connaissance des dangers des boissons alcooliques — pour la réalisation de cette parole célèbre : « L'avenir appartient aux plus sobres ».

Quels sont ces dangers ?

L'usage immodéré des boissons alcooliques amène l'ivresse; les ivresses successives conduisent rapidement à l'alcoolisme chronique; cette même affection est déterminée aussi fatalement, mais plus lentement, par l'usage *modéré* et *répété* des boissons alcooliques.

L'ivresse, si elle n'est qu'exceptionnelle, ne laisse pas de trace dans l'organisme, mais elle n'en constitue pas moins un triste état : « La raison oubliée au fond du verre », l'homme devient une brute et s'abandonne trop souvent à ses mauvais instincts. Combien d'actes coupables et de malheurs sont dus chaque jour à l'ivresse ! L'histoire en a compté un grand nombre et la chronique quotidienne est largement entretenue par les méfaits dus à l'ivresse.

L'alcoolisme chronique ou simplement l'*alcoolisme* est un mal infiniment plus grand, car non seulement il dégrade l'individu qui en est atteint, mais encore il frappe ses descendants de la façon la plus terrible. Le ministre des affaires étrangères des États-Unis prononçait ces paroles, qui peuvent s'appliquer à tous les pays : « Depuis dix ans, l'alcool a coûté à l'Amérique une dépense totale de 3 milliards. Il a détruit 300.000 individus; il a envoyé 100,000 enfants dans les établissements de charité, 150.000 condamnés dans les prisons, 10,000 aliénés dans les asiles; il a causé 1,500 assassinats, 2,000 suicides, fait 200,000 veuves et 1,000,000 d'orphelins »! (Conférence de M. J. Richard.)

Le portrait de l'alcoolique a été tracé maintes fois, et nous en indiquerons seulement les lignes essentielles : Sa figure exprime la paresse et l'hébétude; ses mains tremblent, il s'en sert avec peine et laisse tomber les objets qu'il touche; sa démarche est incertaine, le pas traînant; ses forces musculaires diminuent à vue d'œil, en même temps que la mémoire et l'intelligence deviennent confuses. La bouche est toujours sèche; la déglutition devient difficile pour tous les aliments solides, l'appétit disparaît peu à peu, le foie devient malade... La paralysie gagne d'abord la main, puis l'avant-bras, le bras, les membres inférieurs, les muscles du dos, la langue, la vessie, etc. Ces désordres profonds, cette déchéance progressive de l'être conduisent à l'aliénation mentale, au suicide, au *delirium tre-*

mens[1], qui sont les fins ordinaires des alcooliques.

Il est malheureusement trop certain que les enfants d'alcooliques naissent ou chétifs ou imbéciles; que, s'ils vivent, ils ont un penchant maladif à l'ivrognerie et qu'ils sont fréquemment atteints de maladies nerveuses, telle que l'épilepsie, de telle sorte que l'alcool amène non seulement la déchéance organique de l'individu, mais encore la déchéance de la race.

Tous ces faits sont prouvés par de nombreuses statistiques dont voici, sous forme de résumé, les données générales :

1° La *criminalité* est plus forte dans les régions adonnées à l'alcoolisme ;

2° Les cas de *folie* augmentent à mesure que la consommation de l'alcool progresse; ainsi, tandis qu'en 1861 on comptait 8 à 9 cas de folie due à l'alcoolisme (pour 100 cas), on en comptait 16 °/₀ en 1885.

3° Il en est de même des cas de *suicides* dus à l'alcoolisme : 868 suicides de ce genre ont été constatés en 1885 (11 °/₀ des suicides).

4° La proportion des *morts accidentelles* suit la même progression : 489 cas dus à l'alcoolisme en 1876 ; 538 cas en 1885.

Augmentation des crimes, des suicides et des morts accidentelles, sans compter les malheurs qui

1. Délire intense, quelquefois délire de fureur; tout le corps est agité, tremble. L'accès du *delirium tremens* se termine par la mort, soit normalement, soit accidentellement, l'individu se jetant par une fenêtre, etc...

frappent les descendants des alcooliques, tel est le triste bilan de l'accroissement de l'alcoolisme.

Cet accroissement de l'alcoolisme est corrélatif de la diminution dans la production du vin naturel ; mais il est juste de dire que déjà, en 1845, il était frappant, car la consommation d'alcool par habitant atteignait le chiffre de 3lit85 à cette date, alors qu'en 1830 il ne dépassait pas 1lit12.

La consommation du vin était, en 1885, de 76 litres par habitants et, en 1873, de 119 litres.

En revanche, l'augmentation du nombre des débits de boissons croît sans cesse. En 1885 (sans parler de Paris), on comptait un débit pour 54 habitants en moyenne, et, en 1875, un débit pour 109 habitants.

51. **Comment devient-on alcoolique?** — L'alcoolisme est dû à deux causes, savoir : 1° la nature des boissons alcooliques ; 2° l'usage fréquent, journalier, de quantités variables de ces mêmes boissons.

La nature des boissons alcooliques comprend elle-même : 1° la nature de l'alcool employé pour leur fabrication ; 2° la quantité de l'alcool employé pour un volume donné de boisson. Nous ne reviendrons pas sur le premier point qui a été étudié plus haut et qui nous a amenés à cette conclusion que, sur 100 litres d'alcools employés, on ne doit guère compter que 1 litre d'alcool véritable, et que les 99 litres restants sont des alcools artificiels plus ou moins bien rectifiés.

Pour ce qui concerne la quantité de l'alcool

employé par litre, par exemple, il est évident qu'il faut mettre tout d'abord à part le vin, la bière, le cidre, qui ont des degrés alcooliques peu élevés et dont la consommation n'amène à l'alcoolisme qu'à fortes doses répétées. Les eaux-de-vie, les rhums, les liqueurs sont autrement dangereuses, car pour ne citer que les liqueurs les plus habituellement consommées, on trouve les degrés alcooliques suivants :

Absinthe suisse	70°
Chartreuse jaune	43°
Bitter français	42°
Bénédictine	34°
Trappistine	34°
Curaçao	32°

Pour ce qui est de l'usage fait de ces liqueurs et des diverses eaux-de-vie, il semble que l'habitude de les prendre en petites quantités, en *petits verres*, soit un préservatif de l'alcoolisme puisque ces petites quantités ne donnent pas d'ivresse.

Il n'en est rien, et ce sont précisément ces petites quantités d'eaux-de-vie et de liqueurs prises régulièrement, à jeun surtout, pour *ouvrir l'appétit* ou pour *tuer le ver*, qui conduisent lentement, mais sûrement, à l'alcoolisme chronique. Les habitudes actuelles dans tous les rangs de la société contribuent malheureusement à entretenir et à développer l'usage régulier et constant des boissons alcooliques. Les ouvriers, avant de commencer leur travail ou après les labeurs de la journée, se réunissent dans les débits de vins et de liqueurs ; l'*heure* de l'apéritif rassemble dans les cafés les personnes qui ont intérêt à se rencontrer, et l'empoisonnement alcoolique fait son œuvre traîtreusement, car les fabricants de spiritueux rivalisent de zèle pour donner aux liqueurs le goût qui flatte le mieux le palais des consommateurs.

Bientôt les apéritifs succèdent aux apéritifs, les petits verres aux petits verres : l'alcoolisme tient désormais l'individu, il ne le quittera plus.

Que faire en présence de ces graves dangers ?

Les philanthropes et les hygiénistes conseillent un ensemble de mesures ainsi résumées par M. J. Rochard :

1° Répandre l'instruction dans les masses pour en élever le niveau moral et y faire entrer le bien-être ;

2° Encourager les sociétés de tempérance, les conférences et les publications qui peuvent éclairer l'opinion ;

3° Élever les droits sur l'alcool et dégrever les boissons fermentées ;

4° Appliquer rigoureusement les lois sur l'ivresse ; prononcer la fermeture définitive des cabarets, débits et comptoirs dans les conditions prévues par la loi de 1873 et rétablir l'autorisation préalable, avec les garanties sérieuses de moralité imposées par le décret du 29 décembre 1850, que la loi du 17 juillet a si fâcheusement abrogées.

Il ne faut jamais désespérer de l'avenir, ajoute le savant hygiéniste ; on se fatiguera à la longue des méfaits des alcooliques, et on ne saurait être surpris de voir dans quelques années l'opinion publique triompher de la tyrannie que nous imposent aujourd'hui les gens qui fabriquent l'alcool, ceux qui le vendent et en vivent, ceux qui le consomment et en meurent.

LES MALADIES CONTAGIEUSES

§ 1. — Étude d'une maladie contagieuse type.

Caractères généraux des maladies contagieuses.
La fermentation alcoolique.
Origine des microbes.
Le charbon : caractères généraux ; le charbon est causé par un microbe ; formation des spores de ce microbe : mode de transmission du charbon ; vaccination du charbon.

52. **Caractères généraux des maladies contagieuses.** — Les maladies contagieuses ont de tout temps frappé l'imagination de l'homme, autant par la rapidité de leur apparition et le mystère de leur développement que par le grand nombre des victimes qu'elles atteignaient. Tout ce qu'on a su d'elles jusque vers la seconde moitié de ce siècle, c'est qu'elles pouvaient passer de l'individu malade à l'individu sain par le contact *direct* de l'un et l'autre (*contagion directe*), ou bien sans relations immédiates entre le premier et le second (*contagion indirecte*) ; dans l'un et l'autre cas, le mécanisme de la contagion était absolument ignoré, d'où l'impuissance des moyens préventifs et curatifs inspirés uniquement par l'empirisme.

Il n'en est plus de même aujourd'hui, car les importantes découvertes faites dans le domaine biologique pendant la seconde moitié de ce siècle ont démontré, avec la plus complète évidence, que la plupart des maladies contagieuses sont dues au développement d'organismes parasitaires, les uns infiniment petits (*microbes*), les autres plus grands et d'une organisation plus complexe (*gale, teigne*). Ces organismes ont été étudiés au point de vue de leur forme, de leur structure, de leur mode de vie, de leurs migrations de l'individu atteint à l'individu sain et des moyens propres à les combattre. L'hygiène connaît actuellement des méthodes sûres qui préservent de la contagion : nous n'en indiquerons pour le moment d'autre exemple que celui fourni récemment par l'épidémie cholérique qui a sévi en Espagne, et dont la France et les pays d'Europe ont été complètement indemnes par le seul fait des mesures hygiéniques conseillées par les hygiénistes et rigoureusement appliquées par les Pouvoirs publics.

Les découvertes qui ont amené ces consolants résultats sont dues à M. Pasteur et à l'impulsion que ses recherches ont donnée aux études microbiologiques. Nous en examinerons les points essentiels en prenant notre point de départ dans le phénomène bien connu de la fermentation alcoolique.

53. **La fermentation alcoolique.** — On a vu que le moût du raisin abandonné à lui-même est le siège d'un phénomène particulier, la *fermentation,* qui transforme le sucre en alcool et en acide carbonique.

Ce phénomène, constaté de tout temps, fit l'objet des recherches de Lavoisier qui, ayant fait fermenter une quantité donnée de sucre dans un poids déterminé d'eau avec l'addition d'un *peu de levure,* trouva, par des analyses et des pesées successives, que le poids total d'acide carbonique et d'alcool reproduit presque entièrement le poids du sucre employé. Le côté chimique de la fermentation fut ainsi éclairé, mais restait à trouver la nature de la levure, qui se présente, dans les boissons fermentées, sous forme d'écume superficielle ou de dépôt de fond, et sans laquelle la fermentation ne peut se produire.

Cette levure avait été étudiée au microscope en 1680 par Leuwenhoeck, qui y reconnut un amas de *petits globules* sphériques ou ovoïdes; cette découverte resta ignorée et stérile. Cagniard-Latour, en 1836, ensemença des globules de levure dans du moût de bière et constata que chaque globule *bourgeonne,* de façon à en former deux autres qui à leur tour bourgeonnent aussi et ainsi de suite; il put affirmer que la levure est quelque chose de vivant, qui agit probablement sur le sucre « par quelque effet de sa végétation et de sa vie ».

Cette observation fut vivement combattue et elle resta inféconde jusqu'au moment des premières recherches de M. Pasteur. Ce savant reproduisit à peu près l'expérience de Lavoisier et remarqua que, à la fin de la fermentation, le poids de levure est supérieur à celui de la levure ensemencée, d'où la conclusion naturelle que la levure est un organisme qui vit et qui se multiplie dans les liquides sucrés. Cette observation fut généralisée par M. Pasteur, qui montra qu'il y a toujours une levure, un *ferment* dans les fermentations, de quelque nature qu'elles soient, et que partout les levures ou ferments agissent par un effet de leur vie et de leur nutrition (fermentation du pain, coagulation du lait, putréfaction, etc.).

M. Pasteur démontra en outre, en 1865, que des êtres analogues aux ferments sont la seule cause des maladies des *vers à soie*, comme, en 1851, MM. Rayer et Davaine avaient affirmé que la maladie du *charbon* était due à la vie et à la multiplication, dans le sang des animaux atteints, de petits êtres vivants, immobiles, ayant la forme de bâtonnets cylindriques.

Depuis lors, les découvertes de ce genre se sont multipliées. On a reconnu qu'un certain nombre de maladies contagieuses sont dues à la présence et au développement dans l'organisme de microbes de formes différentes, qui ont été isolés et étudiés; par analogie, on a pu affirmer qu'il en est de même des autres maladies contagieuses pour lesquelles les microbes spéciaux n'ont pas encore été découverts.

D'où viennent ces microbes? Naissent-ils *spontanément* aux dépens de nos tissus, par une évolution spéciale de nos cellules ou de leur substance, ou bien sont-ils apportés de l'extérieur par l'air que nous respirons, par l'eau de boisson ou par les aliments qui concourent à notre nutrition? Cette question mérite d'être étudiée tout d'abord, car on conçoit que l'hygiène et la médecine seront basées sur des principes différents dans le premier ou dans le second cas.

54. **Origine des microbes.** — Si on abandonne quelque temps à l'air une infusion d'herbes ou plus simplement un bouillon de viande filtré et limpide, le liquide ne tarde pas à se troubler et à se recouvrir d'une mince pellicule d'apparence glaireuse. En examinant au microscope, avec des grossissements suffisants, une goutte du liquide troublé, on y observe une infinité d'êtres vivants, de formes diverses, savoir (*fig. 14*) :

1° *Les Monades.* — Les Monades sont de petits êtres ovalaires, munis d'un ou de plusieurs cils vibratiles, à l'aide desquels ils se meuvent dans le liquide. Lorsqu'ils ont atteint, à la suite de la nutrition, une taille déterminée, ils se coupent chacun en deux moitiés, en deux êtres nouveaux désormais indépendants et qui se comportent comme le précédent. Un seul de ces êtres peut donner de cette façon mille rejetons dans une heure, plus d'un million en deux heures, etc.

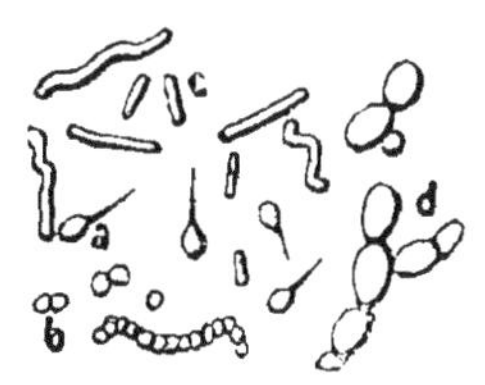

FIG. — Formes de divers organismes microbiens :
a monade.
b microcoques.
c bactérie.
d levure de bière.

2° *Les Micrococques.* — Ce sont des êtres de même forme à peu près que les précédents, mais absolument dépourvus de cils vibratiles et par conséquent immobiles. Leur mode de reproduction est analogue à celui des Monades et tout aussi rapide, mais généralement les individus nouveaux se groupent en longs chapelets.

3° *Les Bactéridies, les Bactéries, les Bacilles.* — Ces êtres ont la forme de petits cylindres, immobiles (Bactéridies) ou mobiles sans cils vibratiles (Bactéries et Bacilles). Les Bactéries sont des bâtonnets minces et courts, les Bacilles des cylindres plus longs et plus larges. Leur reproduction est analogue à celle des précédents et, comme les Monades, ils peuvent se grouper bout à bout de façon à constituer de longs filaments. On verra plus loin un autre mode de reproduction par la formation, dans certaines conditions, de germes ou *spores* (voir *Charbon*).

4° *Les Levures.* — Les Levures sont arrondies ou ovoïdes; elles se reproduisent par des bourgeons qui se forment en un point quelconque de la périphérie et qui, ensuite, se séparent pour former autant de nouvelles levures. Ce mode de multiplication est moins rapide que celui des Monades, mais tel qu'un seul individu peut en produire seize millions dans vingt-quatre heures.

Dans la couche glaireuse on trouve, en outre, des êtres bien plus gros et plus développés que les précédents, tels que les *Kolpodes*, qui sont, non des Microbes, mais des Infusoires, et dont nous n'avons pas à tenir compte.

Que conclure de cet examen? Est-ce là un fait de *génération spontanée*, c'est-à-dire de transformation et d'organisation de la substance organique contenue dans le liquide ayant servi à l'expérience? On l'a cru, et la doctrine de la génération spontanée a eu et conserve encore de nombreux défenseurs. Mais les expériences précises de M. Pasteur, en

France, et de Tyndall, en Angleterre, démontrent que tous ces êtres proviennent d'êtres semblables à eux, répandus dans le milieu extérieur et qui se sont développés dans le liquide nutritif. Cette démonstration s'appuie sur le fait qu'on peut tuer tous les germes tombés dans ce liquide et empêcher les êtres extérieurs d'arriver à son contact.

Prenons, par exemple, un tube Pasteur portant une tubulure effilée et fermé par un tampon de coton permettant à l'air d'entrer mais arrêtant les germes à leur passage (*fig. 15*); portons-le dans une étuve, à une température de 200 ou 250 degrés, suffisante pour tuer tous les organismes qui pourraient s'être fixés à ses parois intérieures; brisons la pointe, que nous introduisons dans le liquide nutritif bouillant, aspirons par l'ouverture fermée par le tampon de coton, afin de faire pénétrer dans l'intérieur un peu de ce liquide et fermons la tubulure à la lampe : le liquide restera indéfiniment limpide, aucun être vivant n'y apparaît; les germes tués ou absents, la vie reste absente.

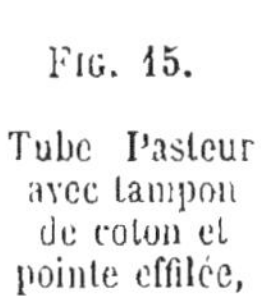

FIG. 15.
Tube Pasteur avec tampon de coton et pointe effilée.

Les partisans de la génération spontanée pensent que l'ébullition du liquide nutritif peut avoir eu pour effet d'atteindre sa puissance fécondante; mais l'expérience a été faite aussi avec des liquides non bouillis, le sang, le lait, etc., puisés directement dans l'organisme : aucun être ne se forme non plus dans ces conditions et la génération spontanée doit être considérée jusqu'à nouvelle preuve comme une simple hypothèse démentie par les faits les plus précis.

Étude spéciale d'une maladie contagieuse. Le Charbon.

Les maladies contagieuses ou transmissibles peuvent être divisées en deux groupes : 1° les maladies transmissibles à microbes ou *maladies microbiennes;* 2° les maladies transmissibles sans microbe ou *maladies non microbiennes.*

Nous étudierons d'abord le premier groupe, et, afin de bien fixer les détails que comporte cette étude, nous prendrons comme exemple une maladie microbienne connue et dont la transmission est expérimentalement facile : le *charbon.*

55. **Caractères généraux du charbon.** — « Le charbon est une des maladies du bétail les plus meurtrières. C'est par millions qu'il faut compter les pertes qu'elle cause tous les ans à l'agriculture française, et il y a des pays, tels que la Russie, la Sibérie, où elle est encore plus désastreuse. Elle attaque les porcs, les chevaux, mais de préférence les bœufs et surtout les moutons; elle hante particulièrement certaines régions, et, dans ces régions, certains foyers autours desquels elle n'irradie guère et qui, à raison de ce fait, sont reconnus dangereux. Dans le département d'Eure-et-Loir, où le charbon entre comme prévision dans le prix des fermages et dans tous les comptes agricoles, et où on ne lui donne aucune attention lorsqu'il n'amène pas plus de 2 à 3 % de pertes, il y a des *champs*

maudits où on n'envoie jamais ni pâturer, ni *parquer* des moutons. La Haute-Auvergne a de même ses montagnes dangereuses.

« Ce qui contribue à donner au charbon ce caractère et à appeler sur lui l'attention, c'est la soudaineté apparente dans l'apparition et la marche de la maladie. Souvent quelques heures à peine séparent, pour les moutons et aussi pour les vaches, le moment de la mort de celui où l'animal a paru malade.

« A l'autopsie, la maladie se caractérise par un certain nombre de traits essentiels. Le sang est *noir* et épais, et coule comme une gelée fluide; on l'a comparé à de la poix fondue. Il donne aux tissus des nuances assombries. La rate surtout est devenue très foncée; elle est, en outre, gonflée, ramollie, irrégulièrement bosselée à la surface, et la fréquence de cette congestion est telle que la maladie porte d'ordinaire, chez les moutons, le nom de *sang de rate*. Celui de *charbon* est mieux en rapport avec l'état général du sang et des organes ». (M. Duclaux, *Ferments et maladies*.)

56. **Le Charbon est causé par un microbe.** — Les particularités exposées dans les lignes précédentes avaient conduit plusieurs savants à examiner au microscope le sang des animaux atteints du charbon, et, en 1851, Rayer et Davaine avaient trouvé dans ce sang un nombre incalculable de *bactéridies* (*fig. 16*). M. Davaine réussit même à donner le charbon à des animaux sains en leur inoculant une *goutte de sang* prise sur un animal charbonneux.

Les recherches de M. Pasteur ont permis de pratiquer les inoculations avec toute la précision possible, c'est-à-dire en introduisant les *bactéridies seules* dans l'organisme de l'animal sain, et non, comme l'avait fait M. Davaine, une goutte de sang charbonneux. Pour isoler les bactéridies, on prépare un *liquide de culture* (bouillon de poule ou de veau) sur lequel on sème une goutte de sang prise sur un animal atteint du charbon; les bactéridies se développent et se multiplient rapidement dans ce liquide. On les isole absolument des éléments du sang qui les accompagnent en semant successivement une goutte du premier liquide sur un deuxième liquide de culture, une goutte du deuxième sur un troisième et ainsi de suite.

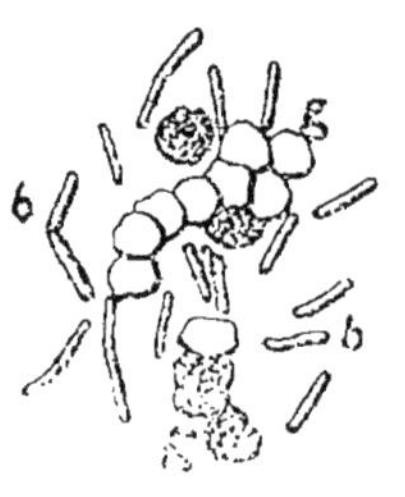

Fig. 16. — Bactéridie du charbon. *b* bactéridies. *g* globules du sang.

Si on inocule une goutte du dernier liquide à un animal sain, l'animal meurt rapidement avec tous les signes du charbon, et l'on trouve son sang absolument rempli de bactéridies; si, au contraire, on inocule un goutte de ce même liquide — après l'avoir filtrée sur du plâtre qui retient toutes les bactéridies — l'animal n'éprouve aucun changement dans son état.

La cause du charbon est donc uniquement due à la vie et à la multiplication de cet infiniment petit, de ce microbe, la *bactéridie charbonneuse*.

57. **Formation de spores par la bactéridie du charbon.** — Dans les liquides de culture, qui sont

très nutritifs, la bactéridie charbonneuse se présente, non en petits bâtons séparés comme dans le sang des animaux, mais sous forme de filaments allongés enchevêtrés les uns dans les autres et résultant de l'union bout à bout d'un certain nombre de bactéridies (*fig. 17*).

Au bout de quelque temps et sous certaines conditions, on voit apparaître dans l'intérieur des filaments de petits corps ronds et transparents : ce sont les *spores* des bactéridies, c'est-à-dire des semences qui germent à la façon des graines et reproduisent autant de nouvelles bactéridies. Dès que les spores sont constituées, les filaments qui les ont formées se désagrègent et disparaissent.

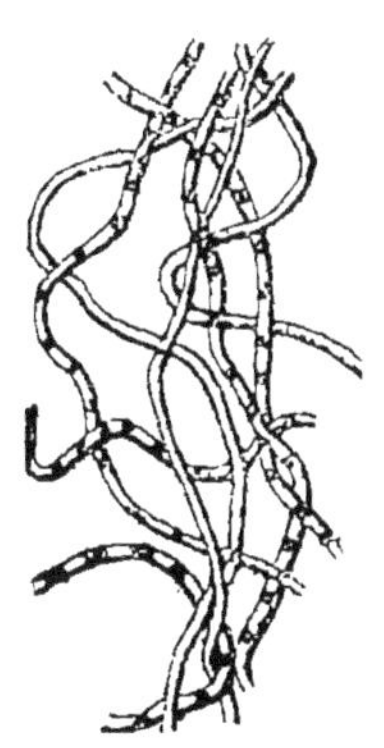

FIG. 17. — Filaments de la bactéridie du charbon (dans un liquide de culture); quelques filaments renferment des *spores*.

Les spores ont sur les bactéridies des avantages considérables au point de vue de la conservation de l'espèce. On a observé, en effet, que, tandis que les bactéridies sont tuées par le froid, par l'eau bouillante, par la privation d'un milieu nutritif, etc., les spores résistent énergiquement, peuvent échapper à l'action des agents destructeurs pendant des années et attendre ainsi les conditions favorables pour leur germination.

58. **Mode de transmission du charbon.** — Si l'on fait manger à des moutons sains de l'herbe ou du fourrage arrosés avec le liquide de culture qui ne contient plus que des spores de la bactéridie charbonneuse, ces moutons sont frappés en grand

nombre et meurent après avoir présenté tous les symptômes du charbon; leur sang est rempli de bactéridies.

Les spores ont trouvé dans le sang un milieu favorable à leur germination; les bactéridies qu'elles ont formées se sont nourries aux dépens des éléments du sang de l'animal et elles se sont multipliées en si grand nombre que ce liquide a pu être comparé « à de la poix fondue ».

Après la mort de l'animal, elles sont aussi vouées à une mort certaine; mais elles forment rapidement des spores qui assurent la vie à de nouvelles générations. Ces spores vont se comporter absolument comme celles formées dans le liquide de culture et que nous avons supposées semées sur le fourrage et les herbes; elles vont, par suite, transmettre la maladie aux animaux sains.

En effet, les animaux charbonneux perdent, à leurs derniers moments, du sang en abondance par les naseaux et par les urines; après la mort, le corps se ballonne et le sang est poussé au dehors par les ouvertures naturelles. Si les animaux sains viennent à lécher les cadavres ou les endroits souillés, ils avalent les spores rejetées avec le sang; ils sont, à leur tour, frappés de la même maladie, et l'on conçoit bien, par suite, qu'il suffit qu'un animal soit atteint pour que ce mal terrible s'étende à un troupeau et de proche en proche à des troupeaux voisins ou plus ou moins éloignés.

Ce n'est pas tout : le charbon peut à nouveau frapper soudainement les moutons et les bœufs longtemps après une épidémie et alors que tout danger paraissait conjuré, les cadavres des animaux ayant été enfouis dans le sol. M. Pasteur a démontré que les spores restent vivantes, à l'état latent, dans les profondeurs de la terre ; elles sont avalées par les vers de terre principalement et ramenées à la surface avec les petits tortillons que ces animaux déposent dans les champs après les pluies et elles *sont encore vivantes.* Elles sont répandues sur les plantes et sur les herbes, qui, broutées par des animaux sains, leur communiquent les germes du charbon tout comme le fourrage récemment souillé. Les « champs maudits » ne sont pas autre chose que des endroits où avaient été enterrés des animaux morts du charbon à une époque plus ou moins lointaine. (6, 7, 8, 12 ans!)

On le voit, cette maladie contagieuse, autrefois si complètement entourée de mystères, est maintenant connue jusqu'en ses moindres détails : « Sa contagion immédiate ou lointaine, ses sommeils apparents et ses réveils soudains, sa tendance à se confiner dans les lieux d'origine ». sont expliqués par les mémorables recherches de M. Pasteur. Sa propagation par les spores indique toute une série de mesures à prendre pour préserver sûrement les troupeaux ; nous les indiquerons plus loin. (Voir *Police sanitaire.*)

59. **Vaccination du charbon.** — L'œuvre de M. Pasteur ne s'est pas bornée à l'étude complète de la bactéridie charbonneuse, car elle a aussi abouti à la découverte d'un vaccin spécial qui préserve

à jamais les animaux de cette terrible maladie.

Le regretté Toussaint, professeur à l'École vétérinaire de Toulouse, avait le premier trouvé un liquide qui communiquait aux animaux un charbon léger et protecteur. Mais sa méthode n'était pas sûre, et ce n'est qu'à la suite des recherches de M. Pasteur sur l'*atténuation* des bactéridies que la vaccination du charbon a atteint la précision de la vaccination de la variole.

Voici, en quelques mots le principe de ces recherches :

Si on cultive les bactéridies charbonneuses dans du bouillon de poule, à une température constante de 42-43°. les filaments seuls se développent, puis les bactéridies meurent sans avoir formé des spores au bout de un à deux mois. Inoculées la veille de leur mort, par exemple, à des animaux sains, ces bactéridies n'exercent aucune action sur l'organisme; mais prises un peu plus tôt elles tuent les jeunes souris et les cobayes d'un jour par suite du charbon; prises encore plus tôt elles tuent les cobayes adultes et respectent encore les moutons et les bœufs. En résumé, la force des bactéridies — leur *virulence* suivant le terme consacré — diminue progressivement jusqu'à leur mort, et l'on peut obtenir des cultures ayant des virulences déterminées.

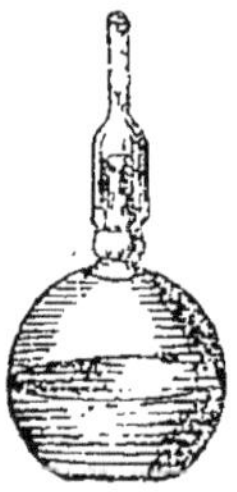

FIG. 18. Matras Pasteur pour la culture des microbes.

Supposons maintenant qu'on vaccine un mouton d'abord avec des bactéridies très atténuées, puis avec des bactéridies plus virulentes, on pourra, à un moment donné, inoculer les bactéridies de la plus grande virulence sans atteindre l'animal, qui, dès lors, se trouve protégé contre la contagion.

Dans une expérience célèbre faite à Pouilly-le-Fort, près de Melun, M. Pasteur prit cinquante moutons, vingt-cinq vaccinés suivant sa méthode et vingt-cinq non vaccinés. Les mêmes bactéridies d'une très grande force furent inoculées aux uns et aux autres : les vingt-cinq non vaccinés moururent tous du charbon au bout de quarante-huit heures, tandis que les vingt-cinq vaccinés restèrent en parfaite santé. Le résultat avait été prédit à l'avance par M. Pasteur dans un programme d'expériences « dont la hardiesse de prophétie n'a d'égale que la précision avec laquelle il s'est réalisé ».

Actuellement, la vaccination du charbon est pratiquée par tous les grands éleveurs avec un succès qui ne se dément pas.

§ 2. — Les principales maladies microbiennes transmissibles (non éruptives).

Caractères généraux ; transmission ; prophylaxie.
Le choléra asiatique ; caractères généraux ; transmission ; prophylaxie.
La fièvre typhoïde ; caractères généraux ; transmission ; prophylaxie.
La tuberculose ; caractères généraux ; transmission ; prophylaxie.

59. **Caractères généraux, transmission.** — Les maladies transmissibles dites microbiennes présen-

tent un ensemble de caractères généraux qui les rapprochent du charbon, car elles semblent se développer spontanément et elles sont éminemment contagieuses; en outre, on a découvert que quelques-unes d'entre elles sont dues à la présence et au développement dans l'organisme d'êtres microscopiques du groupe des microbes, dont le mode de vie est comparable à celui de la bactéridie charbonneuse. Pour ces maladies on peut affirmer nettement que la contagion est due au passage du microbe qui les détermine ou de ses germes de l'individu malade à l'individu sain. Chacune d'elles est occasionnée, non par un ensemble d'être microbiens, mais par un *microbe spécial* ayant des caractères particuliers de forme et de structure, et reconnaissable par l'examen microscopique.

Quant aux autres, quoi qu'on n'ait pas pu encore distinguer le microbe qui, par analogie avec les précédents, paraît en être la cause, il est permis de les ranger aussi dans la même catégorie des maladies microbiennes, et il est probable que les recherches poursuivies en ce moment dans toutes les parties du monde auront pour résultat prochain la découverte de leur microbe spécial.

Ce qu'il importe surtout de savoir au point de vue de l'hygiène, ce sont les modes de transmission de ces diverses maladies. Par ces mots, il faut entendre seulement les voies suivies par les microbes pour arriver de l'individu malade à l'individu sain. Les désignations de contagion *directe* et *indirecte* n'ont pas une grande valeur à cet égard, puisque ces deux modes se ramènent en définitive à un même fait, l'arrivée et le développement ultérieur du microbe sur l'individu en bonne santé. L'étude du charbon nous a appris que le microbe qui en est l'agent arrive dans les *voies digestives* des animaux qui broutent l'herbe et les fourrages souillés par les spores ou qui lèchent les animaux atteints. Nous dirons, en conséquence, que la contagion du charbon se fait par l'intermédiaire du *tube digestif*.

Pour inoculer le charbon à un mouton, il faut absolument rompre en un point quelconque la surface cutanée, et l'on comprend que si cette surface cutanée ou les surfaces muqueuses internes présentent quelque solution de continuité accidentelle, les germes du charbon, portés en ce point par une cause quelconque, trouvent une voie naturelle pour se mêler au sang de l'animal: c'est encore là un mode de contagion, accidentel si l'on veut, mais cependant observé fréquemment.

Si les microbes agents de maladies transmissibles ou leurs germes se trouvent dans l'atmosphère, il est clair qu'ils entreront dans les voies respiratoires avec l'air de la respiration et qu'ils pourront ainsi arriver dans un milieu favorable à leur développement; c'est un troisième mode de contagion.

En résumé, on peut donc dire que les microbes ou les germes de microbes s'introduisent dans le corps de l'homme ou des animaux :

1° Par les voies *digestives* (aliments, eau de boisson);

2° Par les voies *respiratoires*;

3° Par une *solution de continuité* de la surface externe ou interne du corps.

60. **Prophylaxie.** — Supposons maintenant que l'agent des maladies microbiennes soit bien déterminé et que l'on connaisse pour chacune d'elles le mode de transmission d'individu à individu, que restera-t-il à faire pour en être préservé et pour en préserver les autres ? Détruire les microbes partout où il est possible de les atteindre avec les moyens divers que la science a fait connaître ; s'ils ne sont pas connus, procéder par analogie et appliquer les principes conseillés par les hygiénistes. Cette partie de l'hygiène porte le nom de *prophylaxie* des maladies contagieuses ; les résultats qu'elle a donnés sont si heureux que ce n'est point un rêve d'affirmer que ces maladies peuvent être évitées et, par conséquent, supprimées.

La prophylaxie des maladies contagieuses comporte un ensemble de mesures, les unes générales, comme la désinfection, les autres particulières, comme la vaccination contre la variole et la rage. Nous indiquerons ces dernières à propos des maladies contre lesquelles elles luttent ; les premières feront l'objet d'un chapitre spécial.

En définitive, on voit qu'il faut étudier principalement les maladies contagieuses (microbiennes ou non microbiennes) au double point de vue de leurs modes de transmission et des précautions à prendre pour les prévenir et les éviter.

LE CHOLÉRA.

61. **Caractères généraux.** — Le *choléra asiatique* n'est pas une maladie de nos pays: il est originaire de l'Orient, où il existe à l'état permanent dans certaines régions, notamment dans l'Inde, l'Indo-Chine, sur les bords du Gange, etc., où il est entretenu par les conditions hygiéniques les plus détestables : plaines basses et humides, terrains incultes, climat chaud, habitants pauvres, malpropres et ignorants, etc.

Il ne sévit en Europe que par épidémies isolées, passagères, mais il est justement redouté pour le grand nombre de victimes humaines qu'il frappe chaque fois (cent mille morts en 1832, cent quarante-trois mille en 1854 pour la France seulement). L'étude de l'évolution du choléra dans les grandes épidémies européennes a toujours permis d'en faire remonter la cause première jusqu'en Orient; les bateaux qui embarquent des passagers malades dans les ports infectés sont actuellement les véhicules les plus redoutables de cette affection [1].

Le choléra est éminemment contagieux. Les recherches du Dr Koch ont montré qu'il est dû uniquement à la présence dans l'organisme d'un mi-

1. On a constaté tout récemment que l'épidémie cholérique qui a sévi en Espagne en 1890 a été aussi importée d'Orient.

crobe, le *bacille-virgule*, ainsi appelé à cause de sa forme courbe, crochue. Ce bacille vit et se multiplie dans l'*intestin* des malades et non dans les autres parties du corps; la maladie qu'il détermine se manifeste principalement par des diarrhées et des vomissements, c'est-à-dire par l'expulsion au dehors des matières contenues dans les voies digestives.

On ne connaît pas encore actuellement de remèdes sûrs contre le choléra; mais les caractères que nous venons d'exposer sur le mode de vie du bacille qui le détermine et sur le mode d'importation de cette maladie suffisent pour l'indication des mesures prophylactiques à employer pour préserver les individus et les peuples de la contagion du choléra.

Quelques-unes de ces mesures appartiennent aux Pouvoirs publics; elles consistent dans la visite sanitaire et dans une quarantaine, de durée variable suivant les cas, de tous les bâtiments suspects ou venant des ports suspects. Rigoureusement appliquées, ces mesures préserveraient les pays d'Europe de toute épidémie cholérique; mais on ne peut compter sur elles d'une façon absolue, ainsi que le témoignent des épidémies récentes (France, 1884; Espagne, 1890).

Les autres mesures prophylactiques sont pour ainsi dire personnelles et elles nous intéressent tout spécialement à ce point de vue; elles sont inspirées par le mode de vie et de transmission du bacille-virgule, et chacun peut les appliquer pendant les épidémies cholériques.

62. **Mode de transmission du choléra.** — Insistons tout d'abord sur le mode de transmission de ce microbe.

Les malades atteints du choléra rejettent des quantités considérables de bacilles avec leurs matières diarrhéiques ; ces matières sont jetées sans précautions dans les fosses d'aisance et les linges qu'elles ont salis sont lavés dans les cours d'eau voisins.

Les linges souillés sont touchés généralement sans aucune précaution par les personnes appelées auprès des malades et par les blanchisseuses qui doivent les laver. Les microbes qu'ils renferment peuvent alors être facilement portés à la bouche, par exemple avec les aliments, si on n'a eu la prudence de laver avec soin les doigts qui en sont chargés ; de la bouche, ils se rendent dans l'intestin, — leur lieu d'élection, — où ils vivent et se multiplient rapidement, occasionnant ainsi de nouveaux cas de choléra. On a observé que pendant les épidémies cholériques les blanchisseuses sont plus atteintes que les autres personnes ; cette observation n'a rien qui puisse surprendre.

Les matières diarrhéiques sont jetées, le plus souvent sans aucune précaution, soit dans un cours d'eau, soit dans des fosses d'aisances mal construites, soit enfin dans les fumiers avoisinant les puits qui fournissent l'eau de boisson. On voit, en conséquence, que les eaux de l'alimentation courent les risques les plus sérieux de contamination pendant toute la durée des épidémies cholériques. Le séjour dans l'eau du bacille-virgule ne lui est guère préjudiciable, puisqu'il n'est tué qu'au bout de trente jours environ; aussi peut-on dire que *l'eau de boisson est le véhicule le plus général du microbe du choléra.*

Plusieurs faits précis confirment cette assertion; nous en citerons tout d'abord deux rapportés par des médecins anglais. Le premier est le cas d'une vieille dame qui, ayant fui son quartier en proie au choléra, fut frappée dans son nouveau quartier, complètement indemne : elle se faisait apporter l'eau de boisson de son ancien domicile. L'autre relate l'arrivée de deux personnes atteintes du choléra dans une localité jusqu'alors préservée : onze personnes furent frappées en quinze jours parmi leurs parents et leurs serviteurs, et l'on constata que l'eau de boisson de cette maison provenait d'un puits qui recevait les infiltrations du cabinet d'aisances.

Voici, en outre, deux observations relatives à l'épidémie cholérique de 1884, empruntées à M. P. Gallois (Conférence faite à l'Union des Femmes de France) :

« Le choléra éclate à Gênes en 1884, avec une certaine violence; en quelques jours, 270 personnes meurent du fléau. Le syndic de la ville remarque que parmi elles 256 habitent dans la partie de la ville alimentée par un aqueduc qui part du village de Busalla, où un cas de choléra s'était déclaré peu de temps auparavant; on supprime l'arrivée de l'eau par cet aqueduc et le choléra est supprimé du même coup.

A l'automne de 1884, le choléra atteignit le nord de la France, mais l'hiver arrêta ses ravages sauf en seul point, le village de Guilvinec, qui, sur une population de quinze cents habitants, fournissait soixante-treize victimes (une sur vingt environ). M. Charrin fut envoyé sur ce point par le Comité d'hygiène ; il remarqua que ce village est bâti sur du sable de dune et que le roc est à 1m50 du niveau du sol. Dans le lavoir, on avait lavé du linge de cholériques : l'eau du lavoir s'était infiltrée à travers le sable et avait infecté tous les puits. M. Charrin fait boucher les puits et l'épidémie s'arrête. Quinze jours ne s'étaient pas écoulés depuis son départ pour Paris que le choléra reparaît à Guilvinec ; il retourne aussitôt dans cette localité et constate qu'on avait déblayé un des puits. Il le fait combler de nouveau, et cette fois l'épidémie est définitivement supprimée ».

Les eaux de boisson sont partout dangereuses pendant les épidémies cholériques ; mais c'est surtout dans les villages qu'il faut prendre les plus grandes précautions à leur égard. Dans les villages, en effet, les matières excrémentielles sont jetées n'importe où et, de préférence, au voisinage des habitations et par conséquent des puits fournissant l'eau de l'alimentation. Ces matières sont délayées par les pluies qui entraînent les microbes à travers les couches du sol au milieu desquelles les puits sont creusés — on a vu dans quelles conditions déplorables. Qu'un seul cas de choléra survienne, les personnes de la maison sont inévitablement frappées, non seulement par l'eau du puits, mais encore par l'absence de toute précaution dans leurs rapports avec le malade. Les personnes des maisons voisines seront frappées en même temps, car les puits ne sont pas nombreux et souvent il n'y en a qu'un seul par village ; puis le mal s'étendra de proche en proche faisant un nombre de plus en plus grand de victimes, jusqu'à ce qu'enfin il s'éteigne de lui-même.

63. **Prophylaxie.** — Les mesures prophylactiques qu'on doit prendre en temps d'épidémie cholérique se déduisent tout naturellement de ces faits. La désinfection s'impose non seulement pour tous les linges que le malade a touchés, mais encore pour toute la chambre qu'il a occupée ; elle s'impose aussi pour ses matières diarrhéiques et pour les mains et les habits des personnes appelées auprès de lui. Nous indiquerons plus loin les méthodes et les agents conseillés pour une désinfection complète. Mais la désinfection peut ne pas suffire à préserver de la contagion, et puisque celle-ci se fait surtout par l'eau de boisson, il faut absolument s'astreindre à ne faire usage que d'eau bouillie au moins *pendant toute la durée de l'épidémie cholérique.*

Le choléra a jusqu'ici vivement frappé l'imagination. L'époque n'est pas lointaine où il sera supprimé de la liste des maladies de nos pays si les Pouvoirs publics d'un côté, et les individus de l'autre appliquent avec toute leur rigueur les mesures conseillées par les hygiénistes. Il faut espérer aussi que l'assainissement des pays d'Orient et les lumières que la science répandra parmi leurs habitants auront pour effet prochain de restreindre de plus en plus les foyers où le choléra est permanent, et enfin de supprimer entièrement ce terrible fléau.

LA FIÈVRE TYPHOÏDE.

64. **Caractères généraux.** — La fièvre typhoïde est la plus fréquente des fièvres de nos pays, où elle existe à l'état permanent et où elle fait un nombre considérable de victimes ; elle frappe surtout les agglomérations insalubres et mal assainies et, parmi elles, elle s'attaque de préférence aux individus surmenés et affaiblis par des travaux excessifs. Ainsi qu'on l'a dit souvent, c'est par excellence la maladie de la malpropreté et de l'encombrement.

Elle paraît uniquement due au développement, dans l'*intestin* des malades, d'un microbe spécial qui porte le nom de *bacille d'Eberth*. Ce microbe est contenu dans les matières fécales des individus atteints, et c'est par l'intermédiaire de ces matières que la transmission se fait de ces derniers aux individus sains.

65. **Mode de transmission.** — Comme pour le choléra, les linges souillés et non désinfectés peuvent communiquer la maladie aux personnes qui doivent les laver et à celles qui soignent les malades et qui n'ont pas la précaution de laver et de désinfecter leurs mains avant de toucher aux aliments.

Le mode de transmission le plus général de la

fièvre typhoïde est l'*eau potable*, car on estime que sur cent cas quatre-vingt-dix sont dus à l'eau de boisson contaminée par le microbe d'Éberth. Cette contamination se produit absolument comme dans le choléra : les linges sont lavés dans les cours d'eau, les matières fécales sont jetées dans des fosses d'aisances mal construites ou même au voisinage immédiat des puits.

Les premières observations relatives à la transmission de la fièvre typhoïde par les eaux de boisson sont dues à un médecin anglais, le Dr Budd ; elles ont été confirmées en France principalement par les recherches de MM. Brouardel, Chantemesse, Widal et Thoinot. Nous allons indiquer à ce sujet les faits les plus précis, dans le seul but de détruire les doutes que quelques personnes conservent sur ce mode de transmission du microbe de la fièvre typhoïde.

« Il y a vingt ans, Chaumont était alimenté d'eau par le réservoir de la Tannerie situé au bas de la ville; la fièvre typhoïde y régnait en permanence. M. Michel fait supprimer le réservoir, la fièvre typhoïde cesse. En 1881, on rouvre le réservoir de la Tannerie; quinze jours après la fièvre typhoïde reparaît.

« A Auxerre, en 1879, la fièvre typhoïde se manifeste avec violence. M. Dionis des Carrières remarque que les seules personnes atteintes sont celles qui reçoivent leur eau de la source du Vallan. Or, dans une maison située au-dessus de cette source était venue mourir une personne qui avait pris la fièvre typhoïde à Paris. Pour vérifier si de cette maison les infiltrations pouvaient aller jusqu'à la source du Vallan, M. Dionis verse de la fuchsine dans la cour de la maison et, vingt minutes après, la source contenait la matière colorante ». (P. Gallois.)

L'épidémie de fièvre typhoïde survenue en 1886 à Pierrefonds est aussi instructive que les faits précédents, grâce à l'enquête faite par M. Brouardel et complétée par les recherches microscopiques de MM. Chantemesse et Widal :

« Pierrefonds est bâti dans une vallée et reçoit son eau d'une source qui coule au pied d'une colline sur laquelle est construit le château. Une rue de la ville, la rue du Bourg, et plus particulièrement trois maisons contiguës, avaient été visitées cinq fois depuis quinze ans par la fièvre typhoïde. Ce sont ces maisons qui, en 1887, ont payé un si large tribut à la fièvre typhoïde : une famille parisienne perdit trois jeunes filles et une bonne, et vingt personnes sur vingt-quatre furent atteintes.

« Pour se rendre compte de ces épidémies à répétition, il suffit d'examiner les conditions géologiques du sol de Pierrefonds. L'eau venant de la colline traverse une couche de sable, coule à travers les interstices du sol et arrive au-dessous des maisons de la rue du Bourg, où les habitants la puisent. Or, dans son trajet, cette eau se trouve en contact avec des fosses d'aisances qui, comme presque partout, ne sont nullement étanches et laissent filtrer des matières organiques. Pour augmenter encore le danger, les habitants de Pierrefonds envoient, au moment des pluies, l'eau des toits dans les fosses : les matières organiques sont alors diluées et entraînées dans la nappe d'eau qui sert à l'alimentation de la rue du Bourg ».

L'examen microscopique de cette eau permit à MM. Chantemesse et Widal d'y reconnaître la présence du microbe d'Éberth, d'où la conclusion naturelle que les microbes de la fièvre typhoïde antérieurement jetés dans les fosses d'aisances avec les matières fécales des malades avaient passé dans l'eau de boisson, déjà souillée de matières organiques, par l'intermédiaire des couches sableuses du sol de Pierrefonds.

Le Dr Thoinot a eu l'occasion d'étudier et de rechercher les causes d'une épidémie de fièvre typhoïde qui se déclara au lycée de Quimper pendant les mois de février et de mars 1888.

Les internes seuls avaient été frappés, et parmi eux vingt-neuf élèves, quelques maîtres-répétiteurs, le fils de l'économe, le fils de la concierge et un domestique, en un mot les individus qui faisaient usage de l'eau du lycée et non de l'eau de la ville.

Or, l'eau du lycée de Quimper est fournie par un puits situé à quelques mètres du conduit qui reçoit l'eau du trop plein d'un groupe de fosses d'aisances, et ce conduit n'était pas suffisamment étanche pour empêcher les infiltrations.

Comme, d'un autre côté, les externes et les habitants de la ville furent épargnés, il ne fallait évidemment incriminer que l'eau du lycée. C'est ce que fit le Dr Thoinot, avec d'autant plus de raison qu'une personne qui s'approvisionnait d'eau au robinet de la loge du concierge fut aussi atteinte de fièvre typhoïde.

Une circulaire ministérielle récente — dans le but de prévenir des accidents de ce genre — a enjoint aux proviseurs et aux principaux des lycées et des collèges de soumettre les eaux de leurs établissements à des analyses complètes.

66. **Prophylaxie.** — En résumé, la fièvre typhoïde est une maladie contagieuse qui frappe de préférence les personnes affaiblies et qui est entretenue par les impuretés du sol et de l'air. Elle est due à un microbe qui vit dans l'intestin et est rejeté au dehors par les matières fécales. Le véhicule le plus général de ce microbe est l'eau de boisson. Sa prophylaxie comporte un ensemble de mesures comparables à celles qui ont été indiquées à propos du choléra et dont voici les points principaux :

1° Désinfection des garde-robes des malades, des linges et des vêtements mouillés, lavage des mains des gardes-malades avec des solutions désinfectantes ;

2° Faire uniquement usage d'eau bouillie en temps d'épidémie et, en tout temps, filtrer ou faire bouillir toutes les eaux qui ne sont pas de source.

En outre, des mesures générales doivent être prises pendant l'épidémie et même avant l'épidémie, si quelques indices permettent de la prévoir. Parmi ces mesures on doit signaler tout particulièrement :

La propreté des habitations et du sol, l'enlèvement régulier des immondices et leur désinfection; la propreté des cabinets d'aisances privés et publics et leur désinfection régulière; le lavage des égoûts; la surveillance des chantiers, des ateliers et des diverses locaux qui réunissent un plus ou moins grand nombre d'individus; enfin, et par-dessus tout, la pureté de l'eau potable.

LA TUBERCULOSE.

67. **Caractères généraux.** — La tuberculose est une des maladies les plus répandues et les plus meurtrières; elle frappe l'homme dans tous les pays et dans tous les milieux et elle s'attaque aussi à la plupart des espèces animales, les *bovidés*, les *volailles*, etc. En outre, elle est à la fois contagieuse et héréditaire : par la contagion, elle se propage d'individu à individu ou bien des animaux à l'homme par les viandes de boucherie, le lait; par l'hérédité, elle se perpétue de génération en génération. Les statistiques faites dans le but d'établir les ravages de la tuberculose dans l'espèce humaine ont montré qu'il faut bien lui attribuer environ le *cinquième* du nombre total des décès dans les grandes villes.

Ces tristes constatations ont depuis longtemps excité les recherches des médecins et des savants sur cette terrible affection, qui est actuellement connue jusqu'en ses moindres détails. Nous ne retiendrons de ces recherches que les faits qui se rapportent à la cause de la maladie, à ses modes de contagion et aux mesures prophylactiques propres à l'arrêter.

La tuberculose est due à un microbe spécial découvert par le Dr Koch. Ce microbe vit et se développe surtout dans l'appareil respiratoire, dans les poumons, d'où la désignation de *poitrinaires* employée pour les personnes atteintes de cette maladie. La présence du microbe de la tuberculose dans les poumons ou dans les autres tissus du corps de l'homme détermine la formation de petits corps grisâtres, arrondis, de volume variable, appelés *tubercules*. Les tubercules sont d'abord durs, mais ils se ramollissent peu à peu et ils sont ensuite rejetés au dehors avec les crachats ; à la place qu'ils occupaient se trouvent des vides, des excavations ulcéreuses ou, suivant l'expression consacrée, des *cavernes*, qui, en grandissant, compriment et détruisent les tissus voisins.

Ces désordres intérieurs, qui sont le résultat de la vie des microbes, se manifestent par des désordres généraux qui ne peuvent laisser de doute à personne sur le développement de la tuberculose. Les individus atteints se reconnaissent, pendant la première période du mal, à une petite toux plus ou moins fréquente, à la pâleur du visage, à l'amaigrissement rapide, à la perte de l'appétit ; pendant la nuit, ils ont des sueurs dont ils ne peuvent s'expliquer la cause ; ils éprouvent aussi quelques douleurs dans le dos et sur les côtés. A une période plus avancée, la toux devient plus fréquente et plus fatigante pour le malade ; les crachats qui jusque-là étaient blancs deviennent verdâtres, teintés de jaune; les sueurs, les oppressions et les douleurs augmentent ainsi que l'amaigrissement; la poitrine semble se rétrécir, les clavicules sont déprimées. Le dépérissement de l'individu est tel que la tuberculose porte le nom scientifique de *phtisie* pulmonaire, du mot grec *phtisô, je dépéris*. La mort est le terme général de cette maladie; elle survient avec plus ou moins de rapidité.

68. **Mode de contagion.** — Le mode de contagion est tout aussi connu que la cause du mal. Le microbe est rejeté avec les crachats du malade à terre, sur les linges, sur les draps des malades, etc.; ces crachats se dessèchent bientôt et la poussière qu'ils forment remplit l'air et disperse autour du malade les quantités innombrables de microbes qu'elle renferme. Cet air contaminé sert nécessairement à la respiration des personnes qui vivent dans la même atmosphère et surtout de celles qui sont appelées par devoir auprès des tuberculeux. Les microbes de la tuberculose pénètrent ainsi dans les poumons des individus sains, qui sont exposés à la même maladie et qui ne l'évitent pas s'ils présentent déjà quelque prédisposition à son développement.

Le danger est donc considérable pour les personnes qui vivent dans l'intimité des poitrinaires. Il est considérable aussi pour les personnes éloignées habituellement d'eux, car les tuberculeux peuvent, jusqu'à leurs derniers moments, aller et venir, vaquer à leurs affaires, se rendre au théâtre, dans les réunions... et par conséquent semer dans tous les endroits où ils passent les microbes qu'ils rejettent avec leurs crachats. Si la contagion ne dépendait pas de certaines circonstances personnelles mal connues mais suffisantes pour empêcher le développement de l'agent de la tuberculose, un petit groupe de poitrinaires pourrait communiquer le mal à toute une grande ville et un seul individu atteint suffirait pour infecter tout un quartier, tout un village.

69. **Prophylaxie.** — Mais de ce que le danger peut être rendu illusoire par ces conditions ou prédispositions particulières, il ne faut pas conclure de l'inutilité des mesures prophylactiques propres à supprimer la contagion, car on a vu que la mortalité par la tuberculose atteint un chiffre très élevé, ce qui démontre mieux que tous les raisonnements que la contagion fait son œuvre. Ces mesures sont, comme pour toutes les maladies contagieuses, ou *individuelles*, ou *générales* : les unes et les autres sont d'une application courante.

Les mesures individuelles sont la conséquence de ce fait que les microbes de la tuberculose résident dans les crachats des malades. Il faut imposer aux poitrinaires de cracher dans un linge ou dans un crachoir qui seront désinfectés aussitôt, soit à l'aide des désinfectants recommandés, soit en plongeant ces objets longuement dans l'eau bouillante. Si les crachats s'égarent sur le parquet ou sur les meubles, il faut également les désinfecter avant qu'ils ne commencent à se dessécher.

Les mesures générales qui ont été recommandées dans un Congrès récent sont principalement la surveillance des vacheries et des viandes de boucherie par les pouvoirs autorisés. Nous avons indiqué, dans une autre partie de cet ouvrage, l'ébullition du lait et la cuisson parfaite des aliments comme des préservatifs certains de la tuberculose, de telle sorte que les conseils hygiéniques complètent admirablement les mesures générales.

Les mesures prophylactiques, si elles étaient rigoureusement appliquées, auraient pour résultat certain, ici comme dans tous les autres cas de maladies transmissibles, la diminution progressive et la suppression totale de la tuberculose. Mais on n'y peut compter absolument à cause de l'inertie des particuliers et des Pouvoirs publics. Pour cette raison, et aussi au point de vue du grand nombre d'individus qui sont atteints actuellement de cette maladie et qui sont destinés à en mourir, la nouvelle récente de la découverte, par le Dr Koch, d'un remède contre la tuberculose, a-t-elle été accueillie dans tous les pays avec la plus légitime satisfaction. La valeur scientifique du Dr Koch et les importantes découvertes qu'il avait déjà faites dans le domaine microbiologique permettaient d'espérer que les inoculations de la *lymphe* préparée par ses soins et employée d'après ses conseils auraient les heureux résultats obtenus par M. Pasteur dans la vaccination du charbon des animaux, de la rage, etc. Les expériences tentées à Berlin même, ainsi que dans la plupart des grandes villes du monde entier, par les médecins les plus autorisés, n'ont pas eu jusqu'ici les effets qu'on en attendait, car les inoculations de la lymphe du Dr Koch semblent n'avoir d'autre résultat que d'accélérer la mort des individus atteints de tuberculose avancée et elles permettent seulement d'espérer un arrêt dans la marche de cette maladie pour certains cas encore peu déterminés. Les expériences se poursuivent cependant dans des voies diverses. Quel que soit leur sort, il ne faut négliger aucune des précautions prophylactiques indiquées plus haut, car il vaudra toujours mieux prévenir le mal que le combattre.

LA DIPHTÉRIE.

70. **Caractères généraux.** — La diphtérie est plus particulièrement une maladie des enfants, qu'elle frappe surtout entre six et dix ans; mais elle n'épargne pas non plus les personnes adultes. C'est une maladie terrible, car non seulement elle est généralement mortelle, mais en outre elle peut occasionner la mort en très peu de temps, de douze heures à quelques jours. Elle entre aussi, pour une part notable, dans la mortalité générale; en 1877 seulement, on compta à Paris neuf cent trente-quatre cas de diphtérie dont six cent quatre-vingt-seize morts.

Elle se manifeste sous deux formes principales : l'*angine couenneuse* et le *croup*, et c'est sous cette dernière forme qu'elle est surtout connue et redoutée chez les enfants. Elle peut aussi être ou *bénigne* ou *grave*, et, comme pour certaines autres maladies contagieuses, les cas bénins peuvent transmettre des cas graves.

Le croup est précédé de quelques jours de malaise, caractérisés par une voix enrouée, faible, éteinte, par de la fièvre et surtout de l'angine ; puis surviennent des quintes courtes, la voix sifflante; pendant les inspirations, on perçoit un frémissement comparable au passage de l'air dans un tube étroit.

La diphtérie est due à un microbe spécial, qui vit et se développe dans les voies respiratoires : dans le *larynx* pour le croup et dans la *gorge* pour l'angine couenneuse. Le résultat de la présence et de la multiplication du microbe de la diphtérie est la formation dans le larynx ou dans la gorge de *fausses membranes* blanchâtres qui en rétrécissent de plus en plus le passage destiné à l'air de la respiration; la mort survient par asphyxie, les fausses membranes finissant par obstruer complètement les voies respiratoires.

On ne connaît qu'un remède efficace contre cette maladie : l'opération de la *trachéotomie*, qui consiste à ouvrir la trachée-artère.

71. **Contagion et prophylaxie.** — La diphtérie est contagieuse et habituellement elle apparaît par épidémies. Le mode de contagion n'est pas connu, mais on peut admettre, avec quelque raison, que le microbe qui en est la cause passe dans l'air pendant les quintes de toux et de là dans les voies respiratoires des personnes qui approchent les diphtériques. Quel que soit le mode de transmission, la diphtérie est éminemment contagieuse : le corps

médical lui paye un large tribut, et, lorsqu'elle entre dans une famille, il est rare qu'elle n'atteigne pas successivement tous les enfants et même les grandes personnes. La contagion est pourtant restreinte, car dans une même maison elle peut ne s'exercer que sur les personnes d'un appartement et ne pas s'étendre à celles des autres appartements; de même on a constaté que la population de certaines fermes a été anéantie au voisinage d'habitations épargnées.

En revanche, le microbe de la diphtérie paraît des plus résistants; fixé aux diverses parties du local habité par un malade, il peut rester à l'état de vie latente et attendre pendant des années un milieu favorable à son développement. Les écoles licenciées après un ou plusieurs cas de diphtérie et rouvertes après un certain temps ont vu de nouveau éclater cette maladie.

La prophylaxie de la diphtérie doit être en rapport avec ces divers faits. Dans les cas graves, comme dans les cas bénins, il faut procéder à une désinfection complète de toutes les parties du local habité par les diphtériques; les linges, les meubles, mais encore les murs et le parquet doivent être entièrement désinfectés.

§ 3. — **Les fièvres éruptives.**

La rougeole : caractères généraux ; transmission ; prophylaxie.
La scarlatine : caractères généraux ; transmission ; prophylaxie.
La variole : caractères et contagion ; variolisation ; vaccination ; revaccination ; bienfaits de la vaccination ; procédés de vaccination.

On désigne sous le nom de *fièvres éruptives* des maladies d'origine probablement microbienne et éminemment contagieuses, mais à microbe inconnu jusqu'ici, qui se manifestent par des éruptions diverses de la surface de la peau et des muqueuses. Les principales fièvres éruptives sont la *rougeole*, la *scarlatine* et la *variole*, que nous allons étudier successivement.

LA ROUGEOLE.

72. **Caractères généraux.** — La rougeole est essentiellement une maladie d'enfance et elle n'atteint généralement qu'une seule fois le même individu ; sa gravité dépend surtout de la résistance que l'organisme peut lui opposer, car elle fait des ravages terribles parmi les enfants pauvres et débiles ainsi que sur ceux qui sont affaiblis par quelque autre affection.

On distingue deux périodes dans la marche de la rougeole.

Pendant la première période, qui dure de quatre à cinq jours, l'enfant atteint a une toux sèche, sonore, à quintes peu prolongées; ses yeux pleurent et il éternue fréquemment; il a en outre de la fièvre, mais sans éruption.

Pendant la seconde période, on voit apparaître sur les diverses parties de son corps (visage, poitrine, dos, etc.), de petites taches rouges, d'abord distinctes les unes des autres, puis confluentes : ce sont les *boutons de la rougeole,* qui disparaissent peu à peu au bout de quelques jours.

73. **Contagion et prophylaxie.** — On ne connaît pas le microbe qui détermine cette affection, ni par conséquent le mode de transmission d'individu à individu. Cependant, la rougeole est éminemment contagieuse, ainsi que cela résulte d'un grand nombre d'observations précises. Mais la contagion ne paraît pas s'étendre au loin, d'après diverses observations très précises.

A quels moments les rougeoleux sont-ils contagieux ? On pourrait penser que les dangers ne commencent qu'avec l'apparition des boutons ; mais il n'en est rien, car, pendant la première période de la maladie, les larmes de l'enfant, ses crachats, ses mucosités nasales peuvent être des agents de contagion, sans doute parce que le microbe de la rougeole y est contenu. C'est même à cette période que les enfants sèment la maladie, car ils ne sont pas assez souffrants pour garder le lit et ils se trouvent en contact avec leurs camarades, à l'école principalement.

Les personnes qui soignent les rougeoleux, si elles ne sont préservées par une atteinte antérieure, prennent la maladie directement pour ainsi dire en touchant les malades ou les linges, les draps, les effets, etc., souillés par les produits de la chute des boutons de la rougeole; il en est de même de celles qui visitent les malades, car elles portent le germe avec elles, soit sur leurs mains, soit sur leurs habits.

La meilleure mesure prophylactique de la rougeole est la désinfection de tout ce qui est susceptible de renfermer ou de porter les germes de la maladie. Cette mesure s'impose pour les écoles, les lycées, où il suffit parfois d'un seul cas pour déterminer une grave épidémie. Elle est moins nécessaire *individuellement*, car il est difficile d'échapper à toute atteinte, et le meilleur préservatif de la rougeole réside dans une première atteinte qui, presque toujours, assure l'immunité.

LA SCARLATINE.

74. **Caractères généraux.** — La *scarlatine* est, comme la rougeole, une maladie des enfants, mais elle n'épargne pas non plus les adultes. Toutefois, tandis que presque tous les humains payent leur tribut à la rougeole, la plupart échappent à la scarlatine, fort heureusement, car elle est très grave. Cette maladie sévit cruellement à Londres; elle a une part très importante dans la mortalité générale

de cette ville, où elle varie de deux mille à six mille cas, tandis qu'à Paris, année moyenne, elle n'occasionne qu'une centaine de morts (Proust).

La scarlatine porte aussi les noms de *fièvre rouge* et de *fièvre pourprée*. Les malades qui en sont atteints présentent sur la peau de petites taches rouges, non saillantes, qui se réunissent en s'élargissant ; quand l'éruption est complète, la peau tout entière a une coloration uniforme d'un rouge *écarlate*. A cette éruption succède la *desquamation*, c'est-à-dire la chute de l'épiderme de la peau, qui tombe sous forme de petites plaques ou même de grands lambeaux (mains, pieds).

L'évolution de la scarlatine est rapide ; la convalescence est longue, dangereuse, et la mort survient parfois alors que tout semblait donner une sécurité parfaite : c'est une affection perfide dans laquelle les périls sont de tous les instants.

75. **Contagion et prophylaxie.** — La scarlatine est probablement due à un microbe spécial qui n'a pas encore été découvert. Elle est très contagieuse, mais on ne connaît pas non plus le mode par lequel elle se transmet d'individu à individu. Il est probable que les microbes sont contenus dans ces lambeaux d'épiderme qui tombent pendant la période de desquamation : ils gagnent ensuite les objets qui se trouvent dans les chambres des malades (linges, vêtements, etc.), et ils résistent longtemps, car des appartements, des lits évacués depuis trois mois ont déterminé des infections nouvelles. Les personnes qui approchent des malades, celles qui les visitent sont

aussi des agents de transmission pour elles-mêmes d'abord, puis pour les individus sains avec lesquels elles pourront se trouver en contact plus ou moins éloigné.

La prophylaxie de la scarlatine doit avoir principalement pour objet d'écarter des jeunes enfants les causes et les dangers de la contagion ; cette maladie n'atteignant que rarement les personnes adultes, l'âge est un préservatif contre elles. L'isolement des malades, le licenciement des écoles, l'emploi des agents désinfectants, telles sont les principales mesures qu'il est sage et prudent de prendre dès qu'un cas de scarlatine se déclare.

LA VARIOLE.

VACCINATION, REVACCINATION.

76. **Caractères, contagion et gravité de la variole.** — La *variole* ou *petite vérole* est une fièvre éruptive caractérisée par l'apparition de petites taches rouges au menton, puis au reste du visage et quelquefois à d'autres parties du corps, à la suite de quelques jours d'*incubation* pendant lesquels les malades ressentent de la fièvre, un violent mal de reins et de tête et ont des vomissements. Les taches grandissent, deviennent saillantes à la surface de la peau. Ce sont les *boutons* de la variole qui, par leur nombre et leur dimension, donnent bientôt à la face un aspect repoussant. Ils sont remplis vers le début

d'un liquide qui, en devenant consistant et se desséchant ensuite, forme une croûte jaunâtre qui tombe et laisse, à la place des boutons, des taches d'un rouge vineux, elles-mêmes remplacées à la guérison par ces cicatrices indélébiles qui permettent de reconnaître immédiatement les individus qui ont été atteints de la variole et qu'on dit « grêlés ».

Une première atteinte de ce mal n'assure pas toujours l'impunité, mais les atteintes consécutives sont de plus en plus légères.

Tout laisse croire que la variole est due à un organisme microscopique qui n'a cependant pu être reconnu jusqu'ici. C'est une maladie contagieuse et très grave, car elle se termine souvent par la mort et, dans les cas de guérison, elle défigure pour toujours les individus qui ont été frappés.

Le mécanisme de la contagion est bien connu : les personnes qui approchent des varioleux peuvent gagner la maladie, non seulement *pendant l'éruption*, mais encore pendant *la convalescence* et alors que les malades ne portent que quelques croûtes ; il en est de même des personnes qui touchent les linges, les vêtements, etc., en un mot tout ce qui dans le voisinage des malades a pu recevoir le germe de la variole. Ce sont là des faits de contagion *directe*, puisqu'il y a contact direct entre les germes et les personnes saines. Celles-ci peuvent, en outre, transporter ces germes à distance et être préservées, tout en communiquant *indirectement* la maladie autour d'elles, en la disséminant et en créant ainsi de nouveaux foyers épidémiques.

Il est utile de savoir aussi que les germes de la variole sont très tenaces; fixés aux vêtements, aux murs, aux meubles, etc., ils peuvent attendre longtemps le retour des conditions favorables à leur développement et, par conséquent, déterminer de nouvelles épidémies. La meilleure preuve de ce fait est la constatation de la persistance de cette maladie, alors que les mesures prophylactiques découvertes devraient avoir eu pour résultat de la supprimer totalement.

Quant à la gravité de la variole, on peut dire qu'elle est connue de tous; cependant, quelques chiffres et quelques faits nous paraissent nécessaires pour les faire ressortir nettement. La Condamine affirmait que cette maladie a coûté 760,000 morts en France dans un espace de trente années (de 1726 à 1756); Paris seul fournissait, en 1720, 20,000 décès par la variole. Il en était de même dans les pays étrangers : 144.194 décès en Suède, de 1749 à 1765; 113,851 à Londres en soixante-sept années, etc. (P. Gallois.)

La terreur que cette maladie inspirait était grande et malheureusement trop bien justifiée par les désastres qu'elle causait. « En Sibérie, dès qu'un cas de variole se déclarait, on enfermait le malade dans sa maison avec des aliments et tout le monde s'enfuyait. En Abyssinie, on allait plus loin; non seulement on ne laissait pas d'aliments au malade enfermé dans sa maison, mais on y mettait le feu et l'on brûlait tout, maison, malade et maladie ». (P. Gallois.) On trouverait dans l'histoire locale de la France des faits tout aussi caractéristiques de l'immense frayeur qui saisissait à l'apparition des épidémies de cette nature.

Les mesures prophylactiques en face des épidémies de variole sont les mêmes que pour les autres fièvres éruptives ; aucune d'elles ne vaut la préservation certaine que donne la *vaccination*, ainsi qu'on le constatera plus loin par l'examen des chiffres de la mortalité actuelle par variole.

77. **Variolisation, vaccination.** — La vaccination, qui est la seule mesure employée actuellement comme préservatif de la variole, n'a guère été pratiquée qu'à partir de l'année 1796. Jusqu'à cette date, il était d'usage, en Chine, dans l'Inde, à Constantinople, au Caucase d'inoculer aux individus sains le pus des boutons de varioleux légèrement atteints: à la suite de cette inoculation, les individus inoculés étaient frappés d'une variole souvent légère, mais préservés dans la suite contre les cas plus graves. La forme de variole légère portait le nom de *varioloïde* et l'inoculation le nom de *variolisation*.

La variolisation avait des avantages incontestables sur l'absence de toute mesure prophylactique, car si la variole tuait trente individus sur cent atteints, la varioloïde n'en tuait que deux pour cent. Cette pratique avait été l'objet de diverses tentatives en Europe; mais il fallut pour la généraliser l'exemple de lady Montague, qui l'apporta de Constantinople en Angleterre en 1721.

La variolisation avait des inconvénients sérieux : elle pouvait déterminer des cas graves et même mortels chez les individus variolisés, et ceux-ci créaient autour d'eux des foyers d'épidémie; il est possible qu'elle soit responsable en partie des ravages de la variole au siècle dernier.

La découverte de la vaccination est due à un médecin anglais, Jenner, qui était précisément chargé des variolisations dans son comté d'origine, le Glowcester-Shire. Avant lui, on avait remarqué que les vachers étaient réfractaires à la variole lorsque, accidentellement, ils s'étaient inoculé le pus des éruptions (*cow-pox*) qui naissent sur les mamelles des vaches, car un cultivateur du même comté avait *vacciné* sa femme et ses deux filles... « au risque d'être lapidé par ses voisins qui l'accusaient de vouloir transformer les siens en bœufs et en vaches ». Jenner, malgré le péril qu'il pouvait courir, n'hésita pas à tenter les vaccinations, et pour la première fois, le 14 mai 1796, il prit du vaccin sur la main d'une jeune vachère et l'inocula au bras d'un enfant de huit ans. L'enfant eut une éruption de boutons aux points inoculés. Jenner pratiqua ensuite sur lui deux variolisations, avec le contenu de boutons de variole, et les deux variolisations échouèrent complètement : l'enfant était préservé. Jenner montra, en outre, que les boutons des individus vaccinés donnent un vaccin qui peut servir à de nouvelles vaccinations. Il ne publia sa découverte que deux ans après, en 1798. L'enthousiasme qui suivit cette publication lui fit accorder par le Parlement anglais une récompense nationale de 2,000 livres sterling (un demi-million).

Le duc de La Rochefoucault-Liancourt introduisit la vaccine en France à la suite de ces mémorables découvertes; les autres pays apprirent aussi rapidement à connaître les recherches de Jenner et à appliquer largement sa méthode : le résultat fut une diminution immédiate et considérable de la variole et de la mortalité due à cette maladie.

L'enthousiasme fut grand au début, mais il fut suivi de diverses phases de réaction dues à l'apparition de nouvelles épidémies et à la mort de personnes ayant été vaccinées. Actuellement, l'univers entier bénéficie des bienfaits de la vaccination et la variole tend de plus en plus à passer dans la catégorie des maladies définitivement supprimées.

78. **Revaccination**. — Les mécomptes qui ont été attribués à la vaccination sont dus à cette croyance, malheureusement trop répandue, qu'une seule inoculation assure *pour toujours l'immunité contre la variole*. C'est une erreur qu'il importe au plus haut point de détruire. Une vaccination ne préserve l'individu que pendant un temps limité, variant de sept à dix ans, et à partir duquel la préservation est illusoire. Au delà de ce temps, il est nécessaire de recourir à de nouvelles vaccinations, — à la *revaccination*, — pour assurer l'organisme contre les atteintes de la variole ; aussi peut-on dire que si des personnes sont frappées par la variole alors qu'elles avaient été vaccinées, c'est que le vaccin avait fini à ce moment son œuvre de préservation. Les chiffres que nous donnons plus loin le démontrent avec la plus grande netteté.

Actuellement, on conseille une première vaccination dans les premiers mois de la naissance, une première revaccination vers l'âge de dix ou onze ans; une deuxième est imposée à l'arrivée au régiment de tous les conscrits; une troisième et même une quatrième revaccination sont nécessaires vers l'âge de trente et quarante ans; enfin, la revaccination doit être générale en temps d'épidémie de variole.

79. **Bienfaits de la vaccination.** — On a vu quel nombre immense de victimes la variole occasionnait au siècle dernier, avant la découverte de la vaccination; il reste à préciser, à l'aide de quelques chiffres, l'importance des bienfaits de cette pratique; nous comparerons principalement ce qui se passe en Allemagne et en France.

En Prusse, la vaccination est *obligatoire* dans l'armée depuis 1834; tout individu appelé sous les armes est vacciné ou revacciné. Voici les résultats de cette obligation :

De 1835 à 1845, on a compté en moyenne 30 morts par an dans l'armée.
De 1845 à 1852. » » 0 » »
De 1852 à 1863, » » 1 » »
De 1863 à 1870, » » 2 à 3 » »

Pendant la guerre de 1870-71. 1.200.000 soldats allemands pénètrent en France où sévissait une épouvantable épidémie de variole; ces soldats étaient vaccinés ou revaccinés : l'armée allemande perdit en tout 314 hommes, alors que l'armée française fournissait 23,469 victimes à l'épidémie.

Dans la population civile allemande, la vaccination était jusqu'en 1875 laissée au gré de chacun, comme elle est encore libre en France ; mais une loi promulguée en 1874 *impose*, à partir de 1875, l'obligation de la vaccination de tous les enfants dans l'année de leur naissance et la revaccination à partir de l'âge de douze ans. Or, tandis que dans Berlin on comptait, sur 100.000 habitants, 100 qui étaient atteints par la variole, on n'en comptait presque plus à partir de l'application de la loi d'obligation, savoir :

En 1880, 0,81 par 100.000 habitants ;
En 1881, 4,74 —
En 1882, 0,43 —
En 1883, 0,33 —

Passons en France maintenant et examinons d'abord la population militaire. On a vu que cette population fournissait 23.469 victimes à l'épidémie de 1870-71. La vaccination est obligatoire dans l'armée, et elle est pratiquée avec le plus grand soin depuis 1875 ; en voici les résultats :

En 1880, 73 décès par variole dans toute l'armée française ;
En 1881, 41 — —
En 1882, 42 — —
En 1883, 15 — —
En 1884, 15 — —
En 1885, 6 — —
En 1886, 16 — —
En 1887, 18 — —

La population civile est à peu près libre, en France, au sujet de la vaccination ; cependant, on exige des certificats de vaccination pour l'entrée des enfants à l'école et pour les adultes dans certaines administrations ; en outre, on facilite autant que possible la vaccination et la revaccination par la création d'*instituts vaccinaux* (Lyon, Bordeaux, Montpellier, Saint-Étienne, etc.).

Paris seul a fourni à la variole, par 100,000 habitants :

En 1880, 108,91 victimes ;
En 1881, 49,48 —
En 1882, 29,65 —
En 1883, 20,04 — (environ 66 fois plus qu'à Berlin).

En 1886, le nombre total des décès a été de 216 sur une population de plus de deux millions d'habitants.

Dans les villes où la vaccination est facilitée par les instituts vaccinaux, on a vu aussi diminuer la mortalité par variole dans des proportions considérables. A Lyon, avant la création de l'Institut vaccinal, 158 personnes mouraient par variole dans une année ; on a compté 9 décès seulement en 1887. A Bordeaux, 180 personnes mouraient par an avant la création de l'Institut vaccinal ; il en est mort 43 en 1887.

Les chiffres récemment communiqués à l'Académie de médecine par M. Brouardel indiquent que la variole cause annuellement la mort de 12,000 personnes en France et de 110 seulement en Allemagne.

En résumé, partout où la vaccination et la revaccination sont obligatoires ou facilitées, la variole perd peu à peu de son empire. Elle devient si rare en Allemagne que les médecins allemands peuvent dire sans trop de forfanterie qu'ils ne peuvent plus voir un cas de variole chez eux, et que, pour l'étudier, ils sont obligés de venir à Paris. Elle est encore beaucoup trop fréquente en France, où elle diminue cependant avec rapidité; il appartient à chacun de la supprimer totalement[1].

80. **Procédés de vaccination.** — La vaccination se fait suivant deux procédés, savoir : 1° la vaccination jennérienne ou de bras à bras ; 2° la vaccination animale.

1° *Vaccination jennérienne.* — La vaccination jennérienne consiste à prendre le vaccin dans les boutons d'un enfant vacciné et en pleine éruption et de l'inoculer sur d'autres enfants ou sur des adultes. Ce vaccin peut être recueilli aussi et conservé dans de petits tubes fermés à leurs deux extrémités. On a accusé ce mode de vaccination d'avoir transmis des maladies contagieuses aux vaccinés; on a fait remarquer aussi qu'il ne peut pas, dans tous les cas et principalement aux temps d'épidémie, suffire à la vaccination d'un grand nombre d'individus ; aussi est-il remplacé souvent par le

1. Dans ses délibérations récentes, l'Académie de médecine a adopté le principe suivant posé par M. Brouardel : « La revaccination est obligatoire pour tous les jeunes gens appelés à former des agglomérations (étudiants, militaires, etc.) ». On va même jusqu'à demander que la revaccination soit rendue obligatoire par une loi pour tous les citoyens français.

procédé suivant auquel il est impossible d'adresser les mêmes reproches[1].

2° *Vaccination animale.* — La vaccination animale consiste à prendre le vaccin directement chez les vaches atteintes *naturellement* de cow-pox et à l'inoculer artificiellement sur la peau préalablement rasée de jeunes génisses. En tous les points inoculés apparaissent au bout de quelques jours des boutons qui renferment un vaccin analogue à celui du cow-pox et qu'on peut transmettre à d'autres génisses, *indéfiniment*. L'inoculation du liquide de ces boutons sur les bras des personnes constitue la vaccination animale. Les *instituts vaccinaux,* dont la création a été faite dans certaines grandes villes. ont précisément pour objet d'entretenir une série indéfinie de veaux ou de génisses inoculés, de façon à permettre la vaccination d'un grand nombre d'individus et de répondre immédiatement aux besoins d'une localité ou d'une région dans le cas d'épidémie de variole.

§ 4. — Les maladies transmissibles non microbiennes.

La gale : caractères généraux ; contagion.
Les teignes : caractères généraux ; teigne faveuse, teigne tonsurante, pelade.

Les principales maladies contagieuses que nous

1. Des vaccinateurs émérites ont énergiquement protesté à diverses reprises contre les imputations formulées à propos de la vaccination jennérienne relativement à la transmission des maladies contagieuses.

avons à examiner dans ce groupe sont la gale et la teigne.

LA GALE.

81. **Caractères généraux.** — La *gale* est une maladie de la peau, caractérisée par la présence, dans les parties atteintes, de petites vésicules, légè-

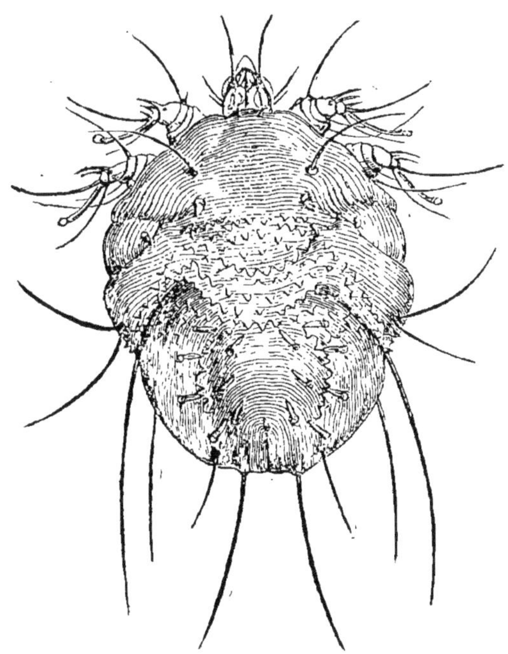

Fig. 18. — Sarcopte de la gale vu par la face supérieure et considérablement grossi.

rement élevées au-dessus du niveau de la surface cutanée et contenant un liquide d'apparence visqueuse. C'est principalement dans les plis des articulations et entre les doigts que se trouvent ces vésicules. Cette maladie se manifeste par de vives démangeaisons qui obligent les individus atteints à se gratter constamment.

La gale est une maladie parasitaire. Des vésicules partent de petits sillons qui pénètrent dans la peau sur une longueur de quelques millimètres à quelques centimètres; dans le fond de ces sillons on trouve de petits êtres qui, à l'œil, se présentent comme des points blancs et qui, au microscope, ont l'aspect de petites tortues ayant environ un tiers de millimètre de longueur sur un quart de millimètre de largeur. Ces êtres sont les *sarcoptes* de la gale (Sarcoptus Scabiei) (*fig. 18*). Ils ont pénétré dans la peau aux points où se trouvent les vésicules dont nous avons parlé, et ils creusent peu à peu les galeries dans lesquelles ils sont logés, en écartant, avec leurs pinces (les *chélicères*), les cellules de la peau.

82. **Contagion.** — Les sarcoptes de la gale sont la seule cause de cette affection; ils ont été découverts en 1834 par un étudiant corse, Renucci, qui, surpris d'entendre un de ses maîtres croire à l'existence de parasites sous la peau, affirma que dans son pays les femmes savaient extraire ces petits corps et en enleva plusieurs séance tenante. Ils appartiennent au groupe des *Arachnides* et possèdent, comme les araignées, quatre paires de pattes.

Dans les galeries, on ne trouve que les femelles des sarcoptes et les nombreux œufs qu'elles ont pondus. Les œufs éclosent à cette même place; les larves qui en proviennent font de petits trous pour arriver à la surface de la peau jusqu'au moment où elles auront à creuser à leur tour de nouvelles galeries pour la ponte des œufs. Les mâles passent toute leur vie à la surface de la peau, cachés sous les pellicules de l'épiderme ou dans de petites vésicules dont ils déterminent la formation par leur contact.

L'homme prend la gale avec les animaux qui vivent près de lui (chien, cheval, mouton, etc.). C'est une affection très contagieuse, car il suffit de toucher la main d'un galeux pour prendre quelques larves. La contagion est surtout facile entre enfants appelés à vivre côte à côte dans les classes. La gale ne présente heureusement aucun danger sérieux ; des soins rigoureux de propreté et quelques bains sulfureux en ont facilement raison.

La prophylaxie consiste dans la propreté corporelle, sur laquelle les maîtres doivent toujours se montrer très exigeants, et dans l'isolement des galeux.

LES TEIGNES.

83. **Caractères généraux.** — Les teignes sont des maladies du cuir chevelu. Elles sont dues au développement de parasites végétaux, comparables aux moisissures, qui s'attaquent aux cheveux, entrent jusqu'à leur racine qu'ils détruisent, empêchant ainsi les cheveux de repousser presque toujours. Elles sont très contagieuses et « il semble, dit le Dr Lailler, que c'est par les coiffures, par l'usage commun des peignes et des brosses que les teignes se transmettent dans les écoles et les familles. Ce

qui porte encore plus à le croire, c'est qu'elles sont beaucoup plus fréquentes chez les garçons, qui sont plus turbulents que les filles, qui mettent souvent les coiffures les uns des autres, qui sont moins soigneux ».

Ces maladies doivent être scrupuleusement surveillées, et l'on ne saurait trop recommander aux maîtres et aux parents les précautions suivantes :

« Tenir les cheveux courts chez les garçons tout le temps de leurs études et même chez les filles jusqu'à l'âge de sept à huit ans ; en faire fréquemment l'inspection.

« Dans les écoles où il y a des internes, chacun doit avoir sa brosse, son peigne et sa brosse à peigne qui doit être toujours très propre. Tout enfant infecté de teigne doit aussitôt être soumis à l'examen du médecin.

« Le teigneux est écarté de l'école jusqu'à guérison complète, et ne doit être réadmis que sur un certificat du médecin attestant cette parfaite guérison ». (Dr Lailler.)

84. **Les trois sortes de teignes.** — Il faut distinguer trois sortes de teignes dont les caractères sont très nettement exposés par le même auteur, savoir :

1° La teigne faveuse ;

2° La teigne tonsurante ;

3° La pelade.

1° *Teigne faveuse.* — La teigne faveuse peut être limitée à certaines régions ou s'étendre à toute la surface de la tête.

« Dans cette maladie, les cheveux deviennent

ternes, comme poudrés; ils sont plus clairsemés.

« Elle est constituée par de petites croûtes d'un jaune clair, en godet, à bords relevés, qui peuvent se réunir et s'étendre sur toute la tête: il n'y a pas de suintement; leur surface est sèche, comme poussiéreuse, on dirait une éclaboussure de plâtre; il y a des démangeaisons; la tête exhale une odeur toute particulière, que l'on a comparée à celle de la souris. Si on fait tomber les croûtes avec un peu d'huile ou un cataplasme, on trouve au-dessous la peau rouge, luisante et dépourvue de cheveux.

« Si la maladie a duré longtemps, les cheveux ne repoussent plus et la tête présente des surfaces pour toujours dépourvues de cheveux.

« 2° *Teigne tonsurante.* — Elle est très contagieuse, caractérisée par des plaques rondes siégeant sur la tête, isolées ou réunies par groupes; leur surface est grisâtre, sèche et recouverte de pellicules; les cheveux sont cassés ras, d'où le nom de tonsurante, parce que la place malade ressemble un peu à la tonsure des ecclésiastiques. — Il y a des démangeaisons; la maladie se développe lentement, sournoisement; en même temps, on voit quelquefois sur la peau, dans le voisinage de la tête, au cou, au front, à la figure, plus rarement sur d'autres parties du corps, des plaques rosées où la surface de la peau est farineuse et qui s'étendent par leurs bords; leur grandeur varie depuis celle d'une pièce de cinquante centimes jusqu'à celle d'une pièce de deux francs et plus. A la tête, les plaques sont plus faciles à constater chez les bruns que chez les blonds.

« Les personnes qui prennent soin des enfants atteints de cette maladie ne la gagnent pas à la tête, mais quelquefois aux bras et aux mains. Dans une famille où il y a plusieurs enfants, l'un peut l'avoir à la tête, un autre à la figure seulement ou ailleurs, — dans ce dernier cas elle n'est pas grave ; — mais il est plus habituel que tous soient atteints à la tête.

« Cette affection est longue, difficile à guérir ; elle peut durer des années ; elle est de beaucoup la plus commune des teignes, et il est certains établissements d'éducation qui ne peuvent s'en débarrasser.

« Heureusement, elle guérit presque toujours sans laisser de traces et les cheveux repoussent aussi vigoureusement qu'auparavant.

« 3° *La pelade.* — La pelade est caractérisée par des plaies arrondies sans croûtes ni écailles, où les cheveux maigres, ternes, tombent avec la racine à la moindre traction et laissent une surface nette. La peau où les cheveux sont tombés est habituellement lisse et brillante. on l'a comparée à la surface de l'ivoire : on dirait que la place atteinte a été *pelée*, d'où le nom de pelade. — Il n'y a souvent que deux ou trois plaques. qui peuvent s'étendre et, en se réunissant, dénuder de larges surfaces.

« Cette maladie est moins longue que la précédente, mais elle a peut-être des conséquences plus sérieuses :

« 1° Elle peut se reproduire au bout d'une ou plusieurs années de guérison ;

« 2° Il n'est pas rare qu'elle laisse des traces indélébiles de son passage, et que, sur une ou plusieurs places, les cheveux ne reparaissent plus, tandis que dans la teigne tonsurante ils repoussent toujours ».

La pelade est moins contagieuse que la teigne faveuse et la teigne tonsurante, « et il y a même beaucoup de médecins, et des plus compétents, qui pensent qu'elle ne se communique pas; mais il y a des exemples incontestables de transmission de la maladie à plusieurs enfants dans les établissements d'éducation ». (Dr Lailler.)

Nous ajouterons que les teignes mal soignées ou de trop longue durée peuvent avoir une influence nuisible sur le développement cérébral, et, par suite, sur le développement intellectuel de l'enfant. On a pu les accuser aussi de favoriser le développement de l'imbécillité.

§ 5. — **Désinfection. — Isolement. — Propreté corporelle.**

Destruction des microbes par la chaleur.
Destruction des microbes par les fumigations gazeuses.
Destruction des microbes par les liquides antiseptiques.
Isolement.
Propreté corporelle.

La marche des épidémies de quelque gravité, et non combattues par les moyens dont nous avons à parler, est singulière en ce qu'elle montre qu'un grand nombre d'individus sont frappés en peu de temps, après quoi le nombre des individus frappés diminue brusquement jusqu'à l'extinction des maladies. Il résulte de cette constatation, non seulement que les épidémies s'éteignent d'elles-mêmes après avoir fait rage, mais encore que les chances de contamination paraissent en raison inverse de l'augmentation du nombre des agents de contamination.

Cette contradiction n'est qu'apparente et on l'explique par divers faits. Il est à remarquer tout d'abord que, parmi les individus, quelques-uns présentent des prédispositions naturelles au développement des agents de contagion — ce sont les premiers frappés — tandis que les autres résistent énergiquement à ces mêmes agents, dont le domaine est par suite de plus en plus restreint ; puis, les milieux qui entourent l'homme font leur œuvre : *l'air, l'oxygène, l'eau, la lumière* même ont une action lente mais certaine sur les microbes, qu'ils atténuent d'abord et détruisent ensuite.

Mais les épidémies s'éteignent bien plus vite et le nombre des victimes qu'elles peuvent frapper est bien moins considérable lorsque, à l'action de ces *agents naturels*, on ajoute l'action des *agents artificiels* ou *agents désinfectants*. Cette action doit elle-même être complétée par l'*isolement* des malades et par les soins de *propreté corporelle* des individus.

Ce sont précisément ces moyens de combattre les épidémies qu'il nous reste à étudier, comme constituant une application pratique des notions qui précèdent relatives aux maladies contagieuses.

DÉSINFECTION.

La désinfection peut être produite :

1° Par la chaleur ;

2° Par les fumigations gazeuses ;

3° Par les liquides antiseptiques.

84. **Destruction des microbes par la chaleur.** — L'action de la chaleur est toute-puissante sur les microbes ; elle est basée sur ce fait, de constatation courante, que tout organisme vivant se développe le mieux à une certaine température et que si cette température augmente ou diminue, elle atteint, dans les deux cas, un degré à partir duquel la vie n'est plus possible. Ainsi, les grands froids comme les grandes chaleurs sont mortels pour la plupart des êtres vivants.

L'influence des *températures basses* sur les microbes ou sur leurs germes (spores, etc.), paraît nulle dans les limites qui ont pu être atteintes, ainsi qu'il résulte des expériences suivantes imaginées par M. Arloing et réalisées à Genève, en 1884, par MM. R. Pictet et E. Yung. Des échantillons de deux microbes (*Bacillus anthracis, Bacterium Chauvei*) furent soumis :

1° Pendant vingt-quatre heures, à un froid de — 70°, produit avec de l'acide sulfureux liquide ;

2° Pendant quatre-vingt-quatre heures, à un froid de — 70° à 76°, produit avec de l'acide carbonique solide, à la pression ordinaire ;

3° Pendant vingt heures, à un froid de — 120° à 130°, produit avec de l'acide carbonique solide et une certaine dépression.

M. Arloing constata, après ces réfrigérations excessives, que la végétabilité et la force de ces deux microbes étaient encore parfaitement conservées.

L'influence des *températures élevées* est très grande, en revanche : les microbes ne résistent pas à une température supérieure à 100°; leurs spores ne sont cependant tuées qu'entre 110 et 125°. Il faut remarquer toutefois que les microbes ou leurs germes à l'état sec présentent une résistance bien plus grande qu'à l'état frais, non desséchés; ainsi, dans les laboratoires, on stérilise les bouillons de culture à 100 ou 115° et les objets en verre à des températures supérieures à 200°.

L'application de ces données ne peut évidemment être uniforme pour tous les cas où l'emploi de la chaleur est conseillé au point de vue de la destruction des microbes (crachoirs, vêtements, lits, meubles, etc.).

Pour stériliser les crachoirs, au préalable garnis de sciure de bois, on brûle leur contenu au feu et on les nettoie ensuite dans l'eau bouillante, ou mieux encore on les immerge en bloc dans l'eau chauffée à une température supérieure à celle de l'ébullition, ce qui assure la stérilisation des crachats qui ont pu se dessécher.

Pour la stérilisation des linges, des vêtements, etc., souillés par les malades, la meilleure méthode serait de les brûler ; à défaut de ce procédé héroïque, il faut avoir recours aux *étuves à désinfection*, dans lesquelles circulent des courants de vapeur surchauffée, sans pression ou avec pression. Les étuves à vapeur humide sous pression surtout permettent d'obtenir en quinze minutes et dans tous les points des objets soumis à la désinfection une température de 110° suffisante pour détruire tous les microbes et leurs germes, sans avoir détérioré ces objets. Voici la description des machines de ce genre construites par MM. Geneste, Herscher et Cie.

Le générateur de la vapeur est distinct de l'étuve, ce qui permet aux établissements pourvus de machines à vapeur de faire une prise de vapeur sur la chaudière et de l'amener par les tubes adducteurs de l'étuve. Celle-ci consiste essentiellement en un grand cylindre métallique pourvu d'une porte d'entrée et d'une porte de sortie. Les objets à désinfecter se placent sur un chariot mobile ; en avant et en arrière de l'étuve une voie ferrée permet d'amener le chariot pour le chargement ou pour le déchargement.

MM. Geneste et Herscher ont construit divers modèles d'appareils à désinfection parmi lesquels nous citerons l'*étuve fixe* (*fig.* 19) et l'*étuve locomobile* (*fig.* 20).

Voici les principes sur lesquels repose la désinfection à l'aide de ces étuves : (Dr Richard). Le générateur de vapeur est relié à l'étuve par deux tuyaux à robinet. Le premier de ces tuyaux amène la vapeur dans l'intérieur de l'étuve ; le second la conduit dans deux batteries chauffantes dont le rôle est important et qui sont formées chacune d'une rangée de tubes de fer de petit diamètre. La batterie supérieure est pour ainsi dire accolée au plafond du cylindre : la batterie inférieure garnit le vide laissé en contre-bas du chariot. Un tuyau de dégagement à robinet fait communiquer le bas de l'étuve avec l'extérieur.

Le fonctionnement de ces appareils est le suivant : on porte d'abord les batteries à une tempé-

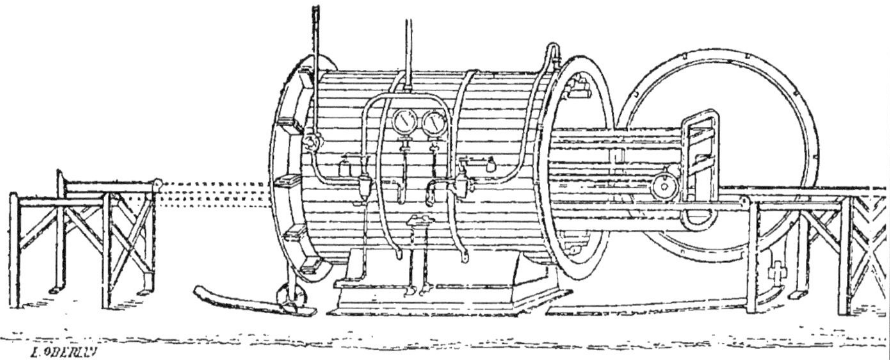

Fig. 19. — Étuve fixe à vapeur humide sous pression (Geneste et Herscher).

rature de 133° pour chauffer l'intérieur de l'étuve et on les maintient à cette température pendant toute l'opération. Cette température est indiquée par un manomètre adapté aux batteries et qui marque $2^{kg}\ 1/2$ pour 133°. Puis on introduit le chariot chargé et l'on ferme. On dégage alors de la vapeur dans l'intérieur de l'étuve et on ouvre le tuyau de dégagement pour l'évacuation de l'air intérieur. Cet air est entièrement évacué lorsque le jet de vapeur forme brouillard à la sortie. A ce moment, on ferme le robinet de dégagement et l'on maintient de 108 à 115° pendant environ dix minutes. La désinfection est terminée ; la vapeur échappée, on entre-bâille les portes pour laisser pénétrer l'air qui sèche les objets dans vingt minutes environ.

Les étuves à vapeur humide sous pression de Geneste et Herscher sont les plus parfaits de tous les instruments de désinfection, mais elles ne peu-

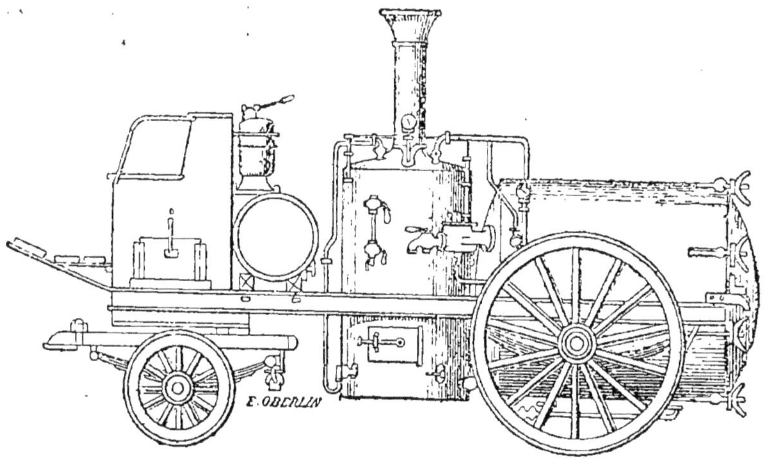

Fig. 20. — Étuve locomobile du système Geneste et Herscher.

vent, en raison de leur prix de revient et de leur dépense de fonctionnement, être acquises que par les stations publiques de désinfection, les hôpitaux, les lazarets, etc. Il était toutefois utile de connaître les services que rendent ces étuves.

Les microbes peuvent, ainsi qu'on le sait, s'être fixés sur le parquet, le mur, les meubles des appartements, ou être tenus en suspension dans l'air ; dans ces cas la chaleur ne peut guère les atteindre.

Cependant, M. Redard conseille un jet de vapeur pour la désinfection des wagons à bestiaux, pratique qui est susceptible d'être employée aussi pour la désinfection des cabines, des entreponts des navires, etc. Dans tous les autres cas, il faut recourir aux désinfectants proprement dits.

86. **Destruction des microbes par les fumigations gazeuses.** — La destruction des microbes par les fumigations gazeuses ne paraît pas répondre aux espérances qu'on en avait conçues. Le seul gaz qui puisse être employé sans danger est l'acide sulfureux, dont l'usage a été condamné par le Congrès international d'hygiène tenu à Vienne en 1887. On a reconnu, en effet, que les fumigations d'acide sulfureux ne suffisent pas pour la désinfection complète des étoffes, des tentures, qu'elles ne stérilisent guère qu'à la surface. Mais l'emploi de cet agent est si simple et si peu coûteux qu'on doit en conseiller l'usage toutes les fois qu'on n'a pas à sa disposition de meilleurs procédés ; à défaut de ceux-ci, il peut rendre de réels services, toutefois imparfaits.

On obtient l'acide sulfureux en brûlant de la fleur de soufre ; il faut compter 30 grammes de soufre par mètre cube d'espace à désinfecter. Après avoir réuni dans une même pièce fermée les objets à désinfecter, on bouche avec soin toutes les ouvertures de la pièce en collant des bandes de papier sur les fissures des portes et des fenêtres ; on arrose d'eau le plancher ou bien on remplit la pièce de vapeur d'eau en faisant bouillir pendant une demi-heure de l'eau sur un réchaud. Le soufre étant placé dans des vases peu profonds de fer ou de terre, on l'allume après l'avoir arrosé d'alcool, et l'on se retire en fermant les portes et en collant des bandes sur leurs joints. La désinfection est terminée dans quatre heures, mais la chambre n'est ouverte pour plus de sûreté que dans vingt-quatre heures. Toute cause d'incendie est évitée en plaçant les vases contenant le soufre dans des vases plus grands contenant dans leur fond une couche de quelques centimètres d'eau.

87. **Destruction des microbes par les liquides antiseptiques.** — La liste est longue des liquides antiseptiques conseillés par les médecins et par les hygiénistes, et reconnus comme ayant donné de bons résultats ; mais il faut se résigner actuellement à n'employer que ceux dont les effets ont été le mieux constatés et sur lesquels on est en droit de compter.

Le *bichlorure de mercure* ou *sublimé corrosif* paraît le roi des antiseptiques ; on l'emploie en solution à 1 pour 1000 et même à $^1/_2$ et $^1/_4$ pour 1000.

Avec le *sulfate de cuivre* on prépare deux bonnes solutions : la solution forte à 5 % et la solution faible à 2 $^1/_2$ %.

Il en est de même de l'*acide phénique*, qui a été très recommandé jusqu'en ces dernières années, avec lequel on fait une solution forte à 5 % et une solution faible à 2 $^1/_2$ %.

Le *lait de chaux* est très recommandé actuellement et il aurait surtout de merveilleux effets sur le microbe de la fièvre typhoïde. Sa préparation est facile et d'un prix infime. On prend de la chaux de bonne qualité et on l'arrose avec la moitié de son poids d'eau ; la chaux se délite en absorbant 500 grammes d'eau par kilogramme. Quand la délitescence est achevée, on met la poudre dans un vase bien bouché qui est placé dans un endroit sec. Pour avoir le *lait de chaux*, qu'il faut autant que possible préparer fraîchement, il suffira d'ajouter à la poudre environ le double de son volume d'eau.

On recommande aussi le *crésyl*, sorte de liquide sirupeux obtenu en traitant les huiles créosotées de la houille. Le crésyl n'est pas soluble dans l'eau, mais il s'y émulsionne instantanément. Les émulsions sont préparées à 2 ou 3 de crésyl pour 100 d'eau ; dans ces proportions elles ont l'aspect du lait.

Les agents désinfectants les plus couramment employés sont le sublimé et l'acide phénique. Le sublimé a sur l'acide phénique des avantages considérables :

1° Le sublimé se conserve pour ainsi dire indéfiniment, tandis que l'acide phénique s'altère avec le temps ;

2° Le litre d'une solution de sublimé à 1 pour 1,000, revient à 0 fr. 007, tandis que le litre d'acide à 5 % revient à plus de 0 fr. 20 c. ;

3° L'acide phénique a une odeur pénétrante, tandis que le sublimé est inodore.

Au reste, tous les agents désinfectants ont l'inconvénient commun d'être des poisons redoutables ; il faut toujours préparer leurs solutions dans des flacons de verre blanc portant en gros caractères le mot : « Poison. »

88. **Mode d'emploi des liquides désinfectants.** — Quand on a fait le choix des liquides désinfectants — le sublimé et l'acide phénique suffisent pour

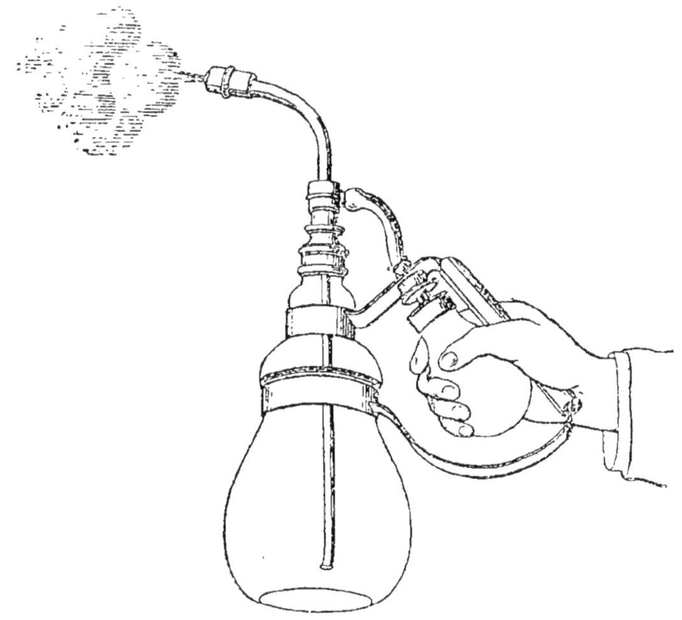

Fig. 21. — Projecteur Loriot.

la plupart des cas — il faut rechercher les moyens les plus pratiques de les employer efficacement.

Nous ne pouvons indiquer ici que des principes généraux qui, à la vérité, sont susceptibles d'être largement appliqués.

1° *Vêtements, objets de literie.* Les vêtements et les objets de literie doivent être maintenus pendant quarante-huit heures dans une solution forte de sublimé ou d'acide phénique. Les matelas, les oreillers, les édredons, etc., sont aspergés avec un projecteur (*fig. 21*) jusqu'à ce que l'enveloppe soit bien mouillée, puis on les défait, on brûle le crin végétal et le varech et on immerge pendant quarante-huit heures la plume et la laine dans une solution désinfectante.

2° *Déjections, crachats*, etc. Les déjections, de quelque nature qu'elles soient, seront reçues dans un réservoir et plongées aussitôt pendant six heures dans une solution forte.

3° *Locaux*. La désinfection des locaux présente de nombreuses exigences, car non seulement les germes adhèrent fortement aux murs, au plafond, au plancher, sur les meubles, mais encore ils flottent dans l'air où ils se maintiennent grâce à leur légèreté.

Avant de procéder à la désinfection, il faut laisser le local absolument fermé au moins deux ou trois heures pour que les germes puissent se poser sur le mobilier, sur les murs ou sur le plancher. Après cela, on pénètre dans les pièces en agitant l'air le moins possible et on humecte immédiatement toutes les surfaces. Le sublimé, en solution forte, a été reconnu comme le meilleur agent de désinfection pour les locaux, excepté dans les cas de pièces habitées par des tuberculeux qui sont désinfectées plus sûrement par l'acide phénique en solution forte.

Il convient d'employer les solutions désinfectantes à une température de 40 à 50°, car il a été démontré qu'elles agissent plus activement qu'à la température ordinaire.

On commence par mouiller le plancher, puis, avec la même solution, on humecte les meubles, les murs, le plafond, les portes et fenêtres. L'opération est longue, quelque facilitée qu'elle puisse être par l'emploi des projecteurs ou des pulvérisateurs, mais il est indispensable qu'elle soit faite complètement et avec le plus grand soin.

Pour résumer ce qui est relatif à la désinfection, il suffit de rappeler les moyens que nous avons passés en revue, savoir :

1° L'incinération pour tous les objets de peu de valeur;

2° L'ébullition dans l'eau pendant au moins une heure ;

3° La vapeur humide sous pression (étuves) vers 115° pendant quinze minutes ;

4° La solution aqueuse de bichlorure de mercure à 1 pour 1,000 (forte), ou à 1/2 pour 1,000 (faible);

5° La solution aqueuse d'acide phénique à 5 p. 100 (forte), ou à 2 1/2 p. 100 (faible).

6° Le lait de chaux (20 p. 100); le sulfate de cuivre (5 p. 100 ou 2 1/2 p. 100), le crésyl en émulsion (de 5 à 10 p. 100).

ISOLEMENT.

L'isolement des malades atteints de maladies transmissibles est une excellente mesure, qu'il concerne un individu ou un groupe d'individus;

s'il est combiné avec les principes de désinfection que nous avons indiqués, il a pour résultat presque certain de restreindre la maladie aux personnes directement atteintes. Par l'isolement, il faut entendre le maintien des malades dans une même pièce pendant toute la durée de la maladie et l'accès auprès d'eux des seules personnes appelées à leur donner les soins.

La durée de l'isolement varie avec la nature de la maladie transmissible. On compte généralement cinquante jours pour la diphtérie, quarante pour la scarlatine et la variole, vingt-cinq pour la rougeole et les oreillons.

En outre, des mesures prophylactiques doivent être appliquées scrupuleusement vis-à-vis des malades et de la pièce qu'ils habitent, des personnes qui les soignent, et cela jusqu'à la guérison complète.

La pièce habitée ne gardera que les meubles et les effets indispensables ; tout le reste sera enlevé dès le début et soumis à la désinfection. Elle sera aérée plusieurs fois par jour et il est bon de placer le lit au milieu. Au moment de reprendre la vie commune, les malades devront être très propres de corps (bains) et de vêtements (désinfection).

Les personnes qui les soignent ne doivent prendre aucune nourriture solide ou liquide dans la pièce habitée. Au moment des repas, il est indispensable qu'elles procèdent à une toilette complète de la figure, de la bouche et des mains avec une solution désinfectante.

PROPRETÉ CORPORELLE.

La malpropreté, sous quelque forme qu'elle se manifeste, est un des éléments les plus favorables au développement des maladies contagieuses. Il est malheureusement impossible de changer d'un jour à l'autre ou même dans un intervalle de temps assez considérable les diverses conditions qui rendent les localités et les habitations malpropres et, par conséquent, insalubres. Il n'en est pas de même de l'individu qui, trouvant toujours de l'eau à sa disposition, n'a d'autre excuse que la paresse ou l'ignorance dans le maintien d'un état de malpropreté des différentes parties de son corps.

Les enfants éprouvent généralement une répugnance très grande pour l'usage de l'eau et surtout de l'eau froide; aussi, si leur toilette n'est pas l'objet d'une surveillance constante de la part des parents, ils la réduisent au minimum possible et se contentent de mouiller dans l'eau les mains et la figure. Les habitudes de l'enfance présentent souvent une persistance singulière que la raison ne parvient pas toujours à vaincre. Il appartient aux parents de donner aux enfants d'excellentes habitudes; il appartient aussi aux maîtres de corriger les vices que les parents laissent se développer. Rien n'est plus facile pour les uns et pour les autres que d'exiger chaque jour une toilette complète qui assure à la peau l'intégrité complète des fonctions qu'elle remplit.

La propreté corporelle ne comporte d'exceptions pour aucune partie du corps, mais elle exige avant tout les soins de toilette pour la tête, le cou et les mains. La meilleure toilette se fait à l'eau froide et au savon; l'emploi de l'eau légèrement tiédie peut être exceptionnellement fait pendant les froids rigoureux de l'hiver. Le visage, les oreilles, le cou, la partie supérieure du corps et les mains doivent être chaque matin soigneusement lavés à grande eau et frottés au savon. Il est indispensable de laver les mains plusieurs fois par jour, car ce sont les parties du corps les plus exposées à la malpropreté.

On a vu que le cuir chevelu peut être attaqué par les teignes d'une façon très grave, et l'on sait bien que les cheveux donnent asile à des parasites d'une autre nature dont la présence est fort incommode. Le Dr Lailler indique à ce sujet d'excellentes mesures qu'on ne saurait trop conseiller de suivre avec soin : « Presque chaque jour les parents, une fois au moins par semaine les maîtres ou les maîtresses, doivent faire l'inspection de la tête des enfants.

« Pour les garçons, un seul coup d'œil suffit. Ils ont habituellement les cheveux courts, et en les relevant avec le pouce qu'on fait glisser dans le sens opposé à celui de leur inclinaison, on arrive à constater rapidement l'état de la peau de la tête.

« Pour les filles, qui ont les cheveux longs habituellement, il faut en relever la masse sur la tête, de façon à examiner la nuque, qui est le siège de prédilection des poux, qui y trouvent un abri sûr; puis, avec une tige-mousse quelconque, l'extrémité arrondie d'une épingle par exemple, il faut faire une raie de place en place pour voir si la peau est bien nette. Elle doit être d'un gris ardoisé chez les sujets bruns, pâle et légèrement rosée chez les sujets châtains ou blonds.

« Souvent il y a des pellicules chez les enfants mal soignés, surtout sur le haut de la tête; quelquefois des écorchures et des petites croûtes derrière les oreilles, à leur point d'attache à la peau du crâne. Des soins de propreté, des lavages à l'eau tiède, après lesquels on essuie la peau avec soin, suffisent souvent à faire disparaître ces pellicules. Elles sont entretenues souvent par l'existence de poux. Ceux-ci, cachés à la racine des cheveux, peuvent échapper à un examen superficiel. L'existence de leurs œufs, connus sous le nom de *lentes*, est plus facile à constater. Ce sont de petits points gris du volume d'une très petite tête d'épingle, qui adhèrent au cheveu, sur lequel ils sont fixés très solidement par un petit anneau, ce qui les distingue des simples pellicules, qui se détachent au moindre contact de la main, d'une brosse ou d'un peigne. Il importe de surveiller et de faire soigner les enfants qui ont des poux si on veut éviter que leurs camarades en soient rapidement infectés.

« Des soins de propreté, l'usage habituel du peigne et de la brosse suffisent pour les préserver.

« L'emploi d'une poudre insecticide, quelques applications d'eau vinaigrée ou d'eau sédative étendue, si les enfants n'ont pas de plaie, suffiront pour les débarrasser. Ces soins doivent être continués encore un certain temps après qu'on ne retrouvera plus de poux, jusqu'à ce qu'on soit bien sûr que les œufs, qu'on ne peut détacher qu'avec la plus grande difficulté, ne peuvent plus produire une nouvelle génération. »

La bouche doit aussi être l'objet de soins spéciaux, non seulement à cause de sa muqueuse qui est la porte d'entrée d'infections redoutables, mais aussi à cause des dents qui sont d'autant plus exposées à se gâter qu'elles sont tenues dans un état plus grand de malpropreté. Il faut nettoyer la bouche avec l'eau froide ou l'eau tiède matin et soir et surtout après les repas, qui laissent au contact des dents des particules alimentaires qui ne tardent pas à se putréfier. Les frictions sur les dents avec une brosse douce trempée dans l'eau froide ou tiède sont le complément indispensable pour la propreté de la bouche.

Ce n'est pas beaucoup exiger que de demander une fois par semaine un bain tiède pour les pieds qui se salissent très vite en raison des nombreuses glandes sudoripares qu'ils portent: cette exigence n'a rien d'excessif et sa réalisation régulière n'aurait même pas pour effet de maintenir ces organes dans un état satisfaisant de propreté.

La propreté corporelle des diverses parties du corps que nous venons de signaler étant supposée obtenue, il faut encore se préoccuper des autres parties cachées sous les vêtements et moins exposées aux diverses causes de malpropreté. Les bains tièdes, portés à une température de 30 à 32°, sont éminemment propres à débarrasser le corps des produits de sécrétion qui le recouvrent, et on ne saurait trop en recommander l'usage, au moins une fois par mois, pendant l'hiver. Pendant l'été, les bains de rivière rendent les mêmes services ; ils constituent, en outre, un excellent exercice hygiénique.

En résumé, l'eau est aussi nécessaire à la peau que l'air aux poumons, et il faut constamment maintenir la peau dans le plus grand état de propreté ; il suffit, pour obtenir ce résultat, d'un peu de bonne volonté. La Rochefoucauld a dit que « la propreté est au corps ce que l'amabilité est à l'âme ; » on ne saurait trop recommander d'entretenir l'une et l'autre de ces deux grandes qualités.

LA MAISON SALUBRE

Aération des appartements.
Chauffage des pièces.
Eloignement des immondices.

L'étude des conditions que doivent remplir les habitations pour être salubres, c'est-à-dire saines, est une des questions les plus complexes de l'hygiène, car elle comprend non seulement l'examen des causes multiples qui peuvent atteindre la santé de l'homme, mais encore la recherche rigoureuse des moyens pratiques les plus propres à maintenir l'homme dans un milieu tel qu'il soit garanti contre les atteintes des divers agents qui menacent sa santé. Cette question est aussi bien difficile à résoudre complètement : la construction des maisons dépend de tant de circonstances diverses qu'il est impossible d'établir des formules générales, des règles fixes, qui passeraient à l'état de lettre morte dans le plus grand nombre des cas ; la maison *absolument salubre*, telle que la conçoivent les hygiénistes, n'a certainement pas été construite encore.

Mais ces difficultés ne doivent pas empêcher l'étude de quelques mesures hygiéniques d'application générale et qui peuvent au moins améliorer la plupart des habitations, si elles ne réalisent pas l'idéal de l'hygiéniste. Nous allons passer en revue ces mesures, en insistant spécialement sur l'*aéra-*

tion des maisons, le *chauffage* des appartements et l'*évacuation* des immondices et des matières dont il importe le plus de se débarrasser promptement.

89. **Aération des appartements.** — On a vu, dans une autre partie de cet ouvrage, combien il est utile de renouveler l'air dans les locaux habités. Ouvrir aussi souvent que possible les portes et les fenêtres est le moyen le plus simple de faire entrer de l'air pur dans les habitations. Mais ce moyen peut offrir des inconvénients, surtout pendant les froids de l'hiver, et, en outre, il n'est pas pratique à cette même époque où il faut précisément lutter contre les rigueurs de la température. Aussi le problème général qui se pose au sujet de l'aération des appartements ou des pièces habitées est le suivant : introduire dans la plus large mesure l'air extérieur, toujours plus pur que l'air intérieur, tout en conservant dans les locaux la température qu'on cherche à obtenir.

Examinons à ce sujet ce qu'enseigne la théorie et ce qui peut être réalisé par la pratique.

La théorie enseigne tout d'abord qu'il faut respirer de l'air frais. Lavoisier a, en effet, montré qu'à 26°25 l'homme consomme onze parties d'oxygène, tandis qu'à 12°5 il en consomme douze parties, ce qui revient à dire que, sous un même volume, l'air froid renferme plus d'oxygène que l'air chaud ; c'est là, au reste, un principe absolument conforme aux données de la physique. — D'un autre côté, si l'on examine ce qui se passe lorsque l'homme respire en plein air, on observe que l'atmosphère se renouvelle incessamment autour de lui, car sa température propre, la température des gaz qu'il dégage pendant la respiration, etc., déterminent un courant ascendant, et ce courant emporte aussitôt qu'ils sont produits les gaz de la respiration, acide carbonique et vapeur d'eau.

En résumé, l'aération, au point de vue théorique, demande l'entrée incessante d'air frais et l'expulsion totale et immédiate des gaz de la respiration.

Dans la pratique, on a cherché autant que possible à réaliser ces deux conditions d'une aération parfaite, et l'on a tour à tour appliqué et rejeté les systèmes les plus variés qui présentent à la fois des avantages et des inconvénients, et qui valent cependant beaucoup mieux que l'absence de tout procédé de ventilation. Les *vasistas* placés à la partie supérieure des fenêtres, les *persiennes mobiles* déterminent des courants d'air fort incommodes et dangereux; les *ventouses*, les *soupapes* ouvertes à la partie supérieure des locaux, près du plafond, ont à peu près les mêmes inconvénients. Ces inconvénients ont été évités par l'invention des *briques de ventilation* placées dans des conditions semblables, mais percées de conduits en forme de *cônes* à base intérieure et à sommet extérieur. Les briques de ventilation ne peuvent pas être placées en nombre suffisant dans les appartements, et elles se chargent de toutes les poussières de l'air dont il y a toujours quelque intérêt à se débarrasser.

On doit à M. Trélat la première idée et à MM. Appert, verriers à Paris, la première application des *vitres perforées* qui semblent appelées à rendre les plus grands services dans l'aération des locaux particuliers ou collectifs.

Les vitres perforées fabriquées par MM. Appert sont de deux sortes : les unes ont une épaisseur de verre de 3 millimètres et demi ; elles sont percées de trous espacés de 15 millimètres; chaque trou a la forme d'un cône à base de 3 millimètres de diamètre; on en compte cinq mille par mètre carré de surface. Les autres ont une épaisseur de verre de 5 millimètres; les trous coniques de 4 millimètres de diamètre sont espacés de 20 millimètres d'axe en axe.

L'air qui s'engage dans les ouvertures coniques de ces vitres ne détermine pas de courant, mais s'épanouit à sa rentrée dans les pièces habitées, ce qui est réalisé aussi par les briques de ventilation. Leur avantage principal est de pouvoir être rapidement lavées et de pouvoir se placer comme les vitres ordinaires, à une hauteur de 2m50 au moins, afin d'éviter que l'air introduit n'incommode pas les personnes qui occupent les pièces aérées.

Les vitres perforées peuvent être accompagnées de châssis mobiles destinés à fermer ou à dégager leurs orifices, suivant les besoins intérieurs ou les conditions extérieures.

90. **Chauffage des pièces.** — Le chauffage des appartements est intimement lié à leur aération. Pendant les journées à douce température, et à plus forte raison pendant l'été, le chauffage devenant complètement inutile, l'aération peut se faire uniquement par les portes et les fenêtres. Mais il n'en

est pas de même pendant l'hiver. où il est d'usage de réchauffer l'air intérieur au moyen de divers appareils qui prennent à cet air l'oxygène qui est indispensable à la respiration de l'homme et qui lui rendent des produits de combustion — acide carbonique, oxyde de carbone — que l'on ne peut respirer sans danger. On conçoit donc qu'un chauffage convenable doit comprendre l'expulsion rapide, en dehors des locaux habités, des gaz dangereux pour la santé de l'homme et le renouvellement aussi rapide de l'air intérieur, vicié à la fois par les combustions du bois et du charbon et par la respiration des individus.

Au point de vue théorique, — étant données ces notions et celles qui sont relatives à la faible valeur respiratoire de l'air chauffé, — le chauffage des appartements et des locaux habités devrait avoir pour résultat d'élever à une température convenable, non pas l'air qu'ils renferment, mais les murs, les parquets, le matériel, en un mot tout ce qui perd par rayonnement la chaleur acquise. On a dit avec raison que la meilleure méthode de *se bien chauffer* consiste à *ne pas se refroidir* et que si les maisons ne se refroidissaient pas pendant l'hiver il serait entièrement inutile de les chauffer. Le meilleur mode de chauffage serait donc de restituer à l'enveloppe la chaleur que lui prennent les influences extérieures...; mais il n'a pas encore été réalisé, et l'hygiéniste ne peut que montrer les inconvénients ou les avantages des modes de chauffage actuellement employés dans les habitations.

Nous emprunterons la plupart des données recueillies sur cet important sujet au rapport récent qui a été fait par M. Chantemesse au Comité consultatif d'hygiène publique de France.

Un bien petit nombre des appareils de chauffage qui sont utilisés se conforment au précepte que nous avons énoncé de laisser respirer de l'air frais dans une chambre chaude.

Les avantages des cheminées à feu flambant, où brûlent du bois, du charbon ou du coke, sont connus et appréciés de tous, car au chauffage par le rayonnement du calorique s'ajoute la ventilation de la pièce. Sans doute, une grande partie de la chaleur produite s'échappe par les tuyaux des cheminées; c'est là un inconvénient qui augmente la dépense. En revanche, cette perte de chaleur assure l'élimination des produits toxiques de la combustion, et l'on peut dire que les cheminées à feu flambant bien construites sont d'ordinaire remarquablement salubres.

Avec l'usage des poêles commence une série d'inconvénients qui peuvent arriver dans certains cas jusqu'à l'extrême gravité. Les poêles de faïence, les poêles de fonte doublés de briques réfractaires fonctionnent d'ordinaire sans éveiller d'autres craintes que celles qui pourraient résulter d'un mauvais tirage, quelle qu'en soit la cause. On ne peut en dire autant des poêles ordinaires si communément employés qui laissent transsuder l'oxyde de carbone lorsque leurs parois rougissent.

La difficulté réside tout entière dans les moyens

d'assurer un chauffage suffisant avec une faible dépense, sans s'exposer aux causes d'intoxication.

Malheureusement, les tentatives faites dans ce sens n'ont approché du but qu'en sacrifiant les précautions hygiéniques. Les poêles dits *économiques*, qui sont mobiles et dont l'entretien est peu coûteux, ont paru répondre aux besoins généraux ; ils ont joui d'une grande vogue dans l'esprit du public, qui ne savait pas ou qui ne voulait pas savoir que, dans l'emploi de ces appareils, le danger se comptait avec la même mesure que l'économie.

Ce danger réside à la fois dans la production et dans l'élimination imparfaite de gaz toxiques, l'oxyde de carbone principalement, dont on connaît la grande nocuité.

La *production* de gaz toxiques est énorme, ainsi qu'il résulte de la comparaison des analyses faites par M. Boutmy des gaz de combustion provenant d'un poêle dit « américain » et de celles faites par M. A. Smith des vapeurs se dégageant d'une cheminée d'appartement, analyses qui ont été maintes fois confirmées.

Voici les résultats de ces analyses :

1° Pour les gaz provenant de la cheminée :

Acide carbonique	8
Oxyde de carbone	1 à 3
Acide sulfureux	"
Oxygène	12
Azote, hydrogène, vapeur d'eau	80
	100

2° Pour les gaz fournis par le poêle américain :

Acide carbonique................	9,3400
Oxyde de carbone................	16,7050
Acide sulfureux............	0,0004
Oxygène........................	"
Azote, hydrogène, vapeur d'eau...	73,9546
	100,0000

L'*élimination* imparfaite de ces gaz est une conséquence directe de l'insuffisance du tirage de ces appareils. Les recherches de M. Vallin ont montré que, dans un poêle mobile ordinaire, le tirage ne fait arriver que 4 mètres cubes d'air par kilogramme de coke brûlé, alors que cette quantité de combustible demanderait 9 mètres cubes d'air pour que tout le carbone fût transformé en acide carbonique. Le faible diamètre de l'orifice de sortie de la fumée fixé à l'enveloppe extérieure du poêle peut encore être diminué dans une certaine mesure par la manœuvre de la clef du poêle ; il en résulte que la petite quantité d'air et de gaz provenant du foyer abandonne une grande partie de son calorique aux parois de l'appareil ; elle n'est plus capable de chauffer le coffre de la cheminée ni les parties élevées du tuyau de fumée ; le tirage devient très faible et perd sa puissance de protection contre le reflux des gaz toxiques dans l'appartement.

Les causes de ce reflux sont multiples.

Les tourbillons d'air, au faîte d'une maison, qui surviennent brusquement le jour ou la nuit, peuvent rejeter dans l'intérieur de l'appartement la colonne d'air chaud avec les produits de la combustion qu'elle entraîne.

A cette première cause s'en ajoute une autre très fréquente et qui résulte de l'action d'un foyer allumé dans une pièce voisine de celle où brûle un poêle, soit dans le même appartement, soit dans un appartement voisin qui communique avec le premier par l'intermédiaire de cheminées communes. Le nouveau foyer produisant une source de chaleur rapide entraîne dans la cheminée une grande quantité d'air; les gaz qui circulent si lentement dans les tuyaux de fumée qui desservent les poêles mobiles n'échappent pas à cette attraction et descendent dans les pièces de l'appartement.

La mobilité des poêles est encore une cause du reflux des gaz toxiques. Un appareil est transporté d'une pièce dans une autre et son tuyau adapté d'une façon plus ou moins imparfaite à la nouvelle cheminée, les parois de cette dernière sont froides ainsi que l'air qu'elle contient, le courant d'ascension ne s'établit pas ou s'établit mal, et les gaz du poêle mobile refluent dans la pièce.

Une autre cause enfin s'oppose au tirage des cheminées auxquelles on adapte un poêle mobile : c'est la coutume de placer aux panneaux de tôle fermant l'ouverture du chambranle des cheminées et disposés pour recevoir le tuyau de départ des poêles, des ventelles mobiles dites de « ventilation ». Sous ce prétexte de ventilation, on refroidit les gaz de combustion; il en résulte une diminution de tirage et une dépense moindre de combustible; l'économie est encore sauvegardée aux dépens de l'hygiène.

Qu'on ne croie pas que ces dangers soient imaginaires. Non seulement un grand nombre de cas de mort ont été la conséquence de la présence d'un poêle mobile dans les appartements, mais encore les personnes atteintes par ce fait, et qui ont pu être rappelées à la vie, restent trop souvent victimes de troubles psychiques avec perte de la mémoire et diminution de l'intelligence, symptômes de foyers multiples de ramollissement cérébral. Les paralysies partielles consécutives ne sont pas rares. Les troubles pathologiques sont, en outre, beaucoup plus nombreux que ne pourrait le faire supposer la statistique des cas mortels. Dans les appartements où la vapeur de charbon pénètre, il est peu de personnes qui, à un degré quelconque, ne soient frappées; des céphalalgies tenaces, une anémie lente surviennent peu à peu et s'observent chez les individus qui font un long séjour dans l'appartement; bien des malaises se montrent pendant l'hiver et disparaissent avec le retour du beau temps qui peuvent être rattachés à cette lente intoxication.

L'Académie de médecine, justement préoccupée de ces graves accidents, avait voté des propositions formelles destinées à éclairer les particuliers sur les dangers qui résultent de l'utilisation des poêles mobiles. Malgré la grande publicité qui fut donnée à ces propositions, on n'a constaté aucun arrêt dans l'extension croissante du mode de chauffage par les poêles à combustion lente ni aucune amélioration dans l'installation de ces appareils.

Le comité consultatif d'hygiène a émis les avis suivants dont on ne saurait trop recommander l'application :

1° Il y a lieu de signaler particulièrement le danger de la mobilité des poêles à combustion lente;

2° L'installation d'un poêle à combustion lente dans une pièce doit être précédée d'une enquête faite par l'architecte du locataire ou du propriétaire de la maison pour s'assurer que la ventilation de la pièce est suffisante; que le coffre de la cheminée ne communique pas avec celui d'autres cheminées voisines; enfin, que des ouvertures telles que celles des ventelles dites de ventilation ne permettent pas aux gaz toxiques contenus dans le coffre de la cheminée de refluer vers la chambre.

Les bases sur lesquelles devra reposer cette réglementation, ajoute le rapporteur, seront sans doute un peu difficiles à établir; mais cette difficulté mérite d'être surmontée pour deux raisons principales, parce que, en cas d'accident, les responsabilités seront nettement précisées et parce que la protection de la vie et de la santé publique ne peut être écartée par des soucis d'agrément ou d'économie.

91. **Éloignement des immondices.** — « Dans la maison, les principes sont simples : dès qu'une matière usée est produite, il faut l'expulser sans la laisser séjourner dans l'habitation. Pour les ordures ménagères, le service d'enlèvement peut se faire actuellement d'une manière relativement satisfaisante dans les grandes villes, grâce à des récipients

mobiles et à l'enlèvement méthodique. Il n'en est pas de même pour les eaux pluviales et ménagères, pour les matières des vidanges dont l'éloignement est d'ordinaire si mal aménagé. Ce qu'il faut, c'est, à chaque orifice d'évacuation, *l'eau en quantité suffisante,* puis un appareil d'occlusion simple et efficace, le *siphon hydraulique,* c'est-à-dire l'inflexion suffisamment accusée du tuyau d'évacuation. Ensuite, la canalisation générale de la maison doit être simple en tracé et en élévation, communiquant largement à la partie supérieure avec l'atmosphère, de manière à aspirer à chaque évacuation de l'air pur et frais qui baigne le flot liquide et combatte dès le point de départ la fermentation par l'oxydation. » (Durand-Claye.)

Malgré leur grande simplicité, ces principes sont loin d'avoir reçu une application pratique générale, même dans les constructions récentes, et ici, comme partout ailleurs, l'hygiène doit indiquer les avantages ou les inconvénients des modes d'enlèvement ou d'éloignement rapide de toutes les matières usées et des immondices qui, par leur putréfaction et leur fermentation, peuvent nuire considérablement à l'organisme, même en ne tenant pas compte des maladies contagieuses dont ils sont les agents de transmission.

Rien n'est plus défectueux que l'usage, encore si fréquent dans les villages, de jeter devant la maison les eaux ménagères et de répandre sur le fumier, au voisinage des puits, les excréments de l'homme et des animaux. C'est une pratique qu'il est urgent d'extirper des habitudes villageoises, quelles que puissent être les conditions générales de l'installation des groupes de maisons.

Les autres systèmes d'éloignement des immondices comportent la vidange, c'est-à-dire l'enlèvement plus ou moins rapide des matières usées et rejetées ; ils se rangent dans trois catégories principales, savoir : 1° les *fosses fixes ;* 2° les *fosses mobiles ;* 3° le *système diviseur ;* un quatrième système dit du *tout à l'égoût* ne comporte pas de vidange, ainsi qu'on le verra.

1° *Fosses fixes.* — Dans ce système, les tuyaux de chute des latrines aboutissent à des réservoirs fixes où s'accumulent les immondices et les divers produits qui y sont jetés. C'est un système très répandu, non seulement dans les petites localités, mais encore dans certaines grandes villes.

Les inconvénients qu'il présente sont nombreux : le réservoir est souvent installé sous les pièces habitées, alors qu'il serait très facile de l'écarter du corps de logis ; il est mal aménagé, ce qui facilite la filtration des matières qu'il renferme ; on ne le vide que lorsqu'il est absolument rempli jusqu'aux bords ; les latrines et les pièces avec lesquelles elles communiquent reçoivent les émanations putrides développées par ces matières toutes les fois que les tuyaux de chute ne sont pas obturés par un mécanisme parfait, etc., etc.

On peut cependant diminuer considérablement la plupart de ces inconvénients.

Les fosses ne doivent être ni très profondes ni de

grandes dimensions, ce qui détermine l'obligation de les vider souvent ; elles doivent avoir des parois imperméables, ce qui s'obtient par un revêtement intérieur et extérieur en ciment.

L'emploi du *siphon hydraulique* permet d'empêcher les gaz de remonter dans les cabinets, mais il ne faut pas ajouter une grande confiance aux divers

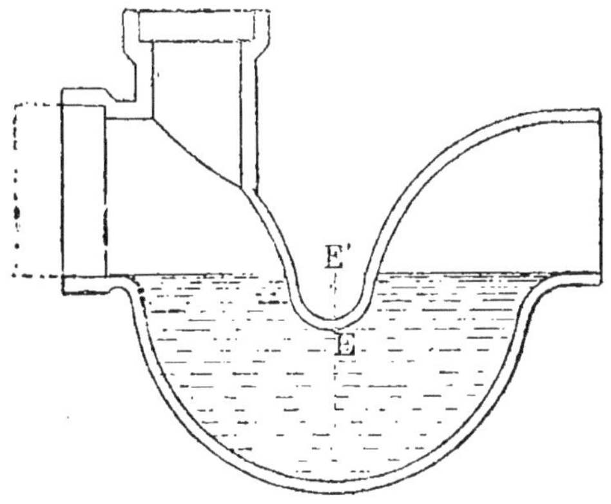

Fig. 22. — Siphon hydraulique montrant la couche d'eau obturatrice.

modèles de soupapes qui ne fonctionnent guère qu'un temps, et d'une façon peu sûre. Le syphon hydraulique mérite une courte description, en raison des services qu'il rend à ce point de vue.

Le siphon hydraulique a sensiblement la forme du siphon connu en physique, en S couchée ou en demi S, suivant la direction de sortie verticale ou horizontale (*fig. 22*).

On donne cette forme à la portion du conduit d'évacuation placée au-dessous de la cuvette des cabinets, et il est facile de comprendre le rôle d'obturation rempli par cet appareil. L'eau coule dans la cuvette, chasse devant elle la masse des immondices, qu'elle conduit jusqu'au réservoir général; une couche d'eau reste, après ce départ, dans la partie concave du siphon et empêche ainsi les gaz produits dans le réservoir par la putréfaction de remonter jusqu'aux cabinets (*fig. 23 et 24*).

Les siphons hydrauliques peuvent cependant se vider entièrement, par exemple à la suite de l'évaporation de la couche d'eau obturatrice, ou par suite d'une diminution de pression produite par un écoulement énergique (*fig. 25*) ; aussi est-il nécessaire de compléter leur installation par une prise d'air faite à l'aide d'une tubulure qui communique avec l'atmosphère extérieure et qui remplit en outre le rôle défini plus haut par Durand-Claye (*fig. 26*). Cette prise d'air, en effet, permet à l'air frais et pur du dehors d'entrer à chaque évacuation dans le tuyau de chute et de combattre dès le début la fermentation par oxydation des matières rejetées.

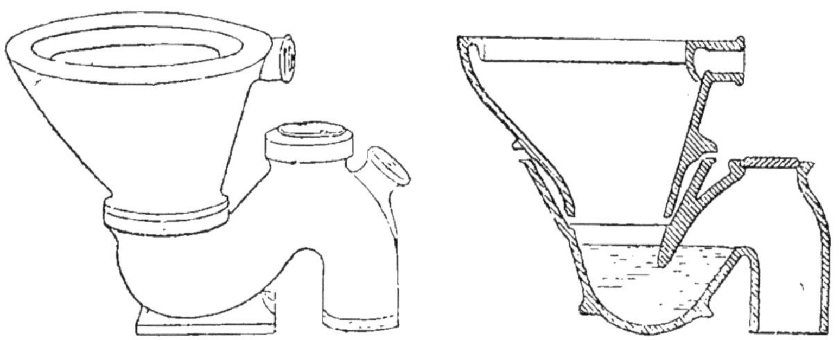

FIG. 23 et 24. — Cuvette avec siphon.

La vidange des fosses fixes se fait, dans certaines localités, par le procédé primitif et réellement condamnable à tous égards du *seau à la main*. Il existe heureusement des procédés inodores, par aspiration des matières des réservoirs, qui remplissent toutes

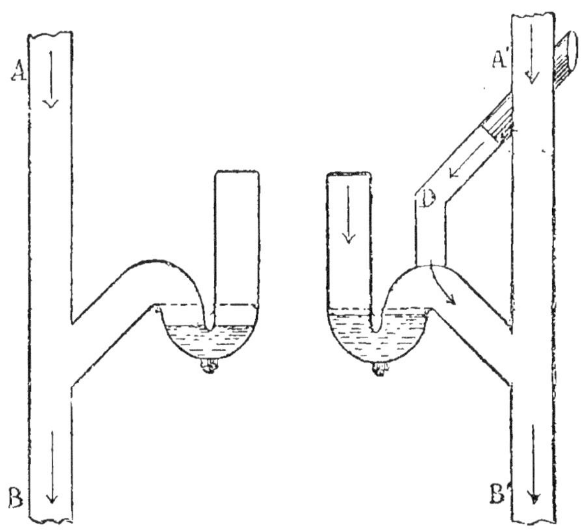

Fig. 25. — Siphon branché sur un tube de descente A B, pouvant se vider entièrement.

Fig. 26. — Siphon avec prise d'air D.

les conditions de sécurité et dont l'emploi ne peut que se généraliser de plus en plus.

2° *Fosses mobiles ou tinettes.* — Le système des fosses mobiles consiste à placer sous le tuyau de chute des cabinets des tonneaux ou tinettes disposés pour ce seul usage, et qu'on enlève aussitôt qu'ils sont remplis. C'est le système utilisé par les Chinois et que quelques villes ont adopté en partie. (Édimbourg, Manchester, par exemple.)

On conçoit que ce système peut avoir des avantages considérables sur le précédent, à la condition que les tinettes soient en métal et qu'on les enlève le plus souvent possible, tous les jours même. Mais il ne comporte pas un large emploi d'eau et, par suite, le lavage des tuyaux de chute ne peut pas toujours être assuré d'une façon complète. On remédie en partie à cet inconvénient en donnant à ces tuyaux le poli nécessaire et en adaptant aux latrines des prises d'air qui préservent des odeurs dégagées par les tuyaux plus ou moins salis. En tout cas, les fosses fixes peuvent être conseillées, surtout pour les villes qui n'ont pas de l'eau en abondance à distribuer à leurs habitants.

3° *Système diviseur.* — Le système diviseur comporte l'emploi de tinettes filtrantes qui retiennent les parties solides des immondices et laissent couler immédiatement dans les égoûts leurs parties liquides.

Une *tinette filtrante* se compose d'un vase cylindrique de métal ayant une hauteur de 80 à 95 centimètres et un diamètre de 35 centimètres environ. Ce vase est divisé en deux parties, l'une très petite, l'autre grande, par une cloison percée de trous, posée horizontalement ou verticalement ; il est placé à l'orifice inférieur du tuyau de chute, de telle sorte que les immondices qui lui parviennent laissent filtrer les urines, les eaux de lavage, qui gagnent l'égoût par un tuyau adapté à la partie inférieure du petit compartiment. Le siphon hydraulique et le tuyau de prise d'air complètent cette installation qu'on a cru appelée à rendre de réels services.

Ce système n'a cependant pas reçu l'approbation unanime des hygiénistes, car il ne divise pas les matières diarrhéiques et, par conséquent, il n'a que l'inconvénient d'empêcher le lavage en ralentissant le courant de l'eau de chasse et, quand il divise, il n'a aucun avantage sur le système des fosses fixes, les fermentations putrides n'étant pas suspendues par le seul fait de la séparation momentanée des matières solides et liquides des immondices.

4° *Tout à l'égoût.* — Le système du *tout à l'égoût* peut être considéré comme une simplification et un perfectionnement du système diviseur avec lequel il ne diffère guère que par l'absence de tinettes filtrantes : les tuyaux de chute des cabinets d'une même habitation aboutissent directement à un conduit commun qui se relie lui-même avec l'égoût voisin. Si l'on suppose l'installation de siphons hydrauliques sous les cabinets et entre l'égoût et la maison et, en plus, une chasse d'eau énergique, on comprend que ce système ne puisse que réunir tous les suffrages, au moins dans l'intérieur des villes, puisqu'il supprime toutes les émanations gazeuses délétères et assure, en outre, l'enlèvement et l'éloignement rapide des immondices. Il est actuellement en faveur à Paris, où il tendra de plus en plus à se généraliser à la suite des nouveaux travaux de canalisation qui permettront d'utiliser de l'eau en abondance pour le nettoyage des égoûts et des conduits des maisons.

Quel que soit le système adopté, si salubre qu'il puisse être rendu par l'application d'appareils obturateurs ou autres, par l'emploi des désinfectants, etc., il reste encore une importante question à résoudre. Les égoûts aboutissent à des cours d'eau, rivières ou fleuves, qu'ils infectent au plus haut point; d'un autre côté, les immondices enlevés des fosses d'aisances fixes ou mobiles, ou des tinettes filtrantes, ne peuvent pas être jetés et accumulés, sans transformation et utilisation subséquente, en des points quelconques sous peine d'empoisonner toutes les localités avoisinantes. Il faut donc tenir compte de ces faits, car il ne suffit pas de déplacer le danger puisque l'hygiène a pour but de le supprimer.

On connaît les tentatives faites à ce sujet par la ville de Paris. En 1869, on essaya de répandre sur 5 à 6 hectares de terrain sablonneux de la plaine de Gennevilliers, réfractaire à toute culture, environ 250,000 mètres cubes d'eau d'égoût, avec une installation suffisante pour en épurer deux fois autant par le sulfate d'alumine. Quelques jardiniers de bonne volonté d'abord, puis des cultivateurs de la plaine cultivèrent la terre à l'essai, et, en 1878, l'étendue du terrain irrigué était de 370 hectares et absorbait 70,000 mètres cubes d'eau d'égoût par jour. (D'après le Dr Arnould.)

On sait, en effet, que la filtration à travers les sables et les graviers constitue le meilleur moyen de purifier les eaux d'égoût et d'utiliser les matières qu'ils entraînent. Ces matières sont transformées par une combustion lente dont les produits principaux sont l'ammoniaque et l'acide nitrique, indirectement utilisés par les végétaux. Il est probable cependant

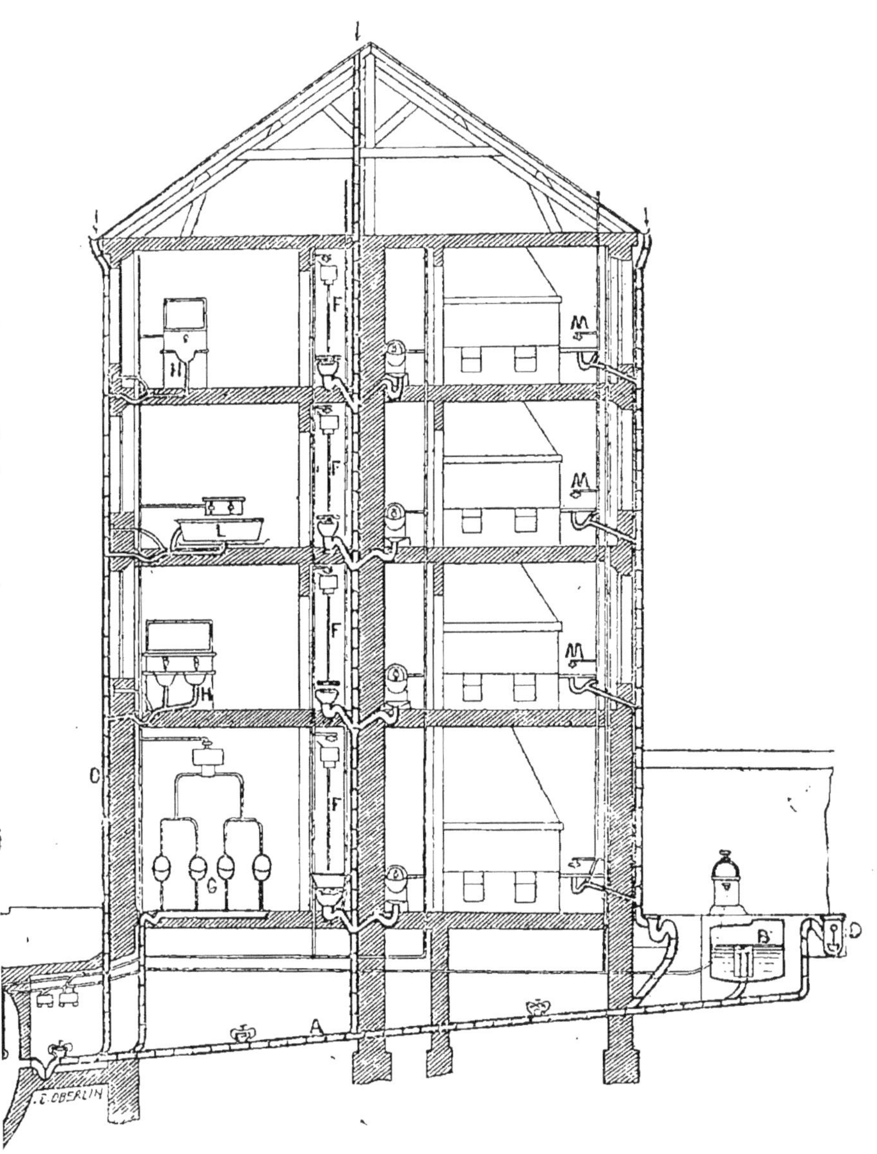

Fig. 27. — Coupe en élévation d'une maison salubre desservie par le *tout à l'égoût*.

que cette purification est incomplète, car on a vu quelle résistance énergique les germes vivants opposent aux agents destructeurs.

De tout temps on a essayé d'utiliser les immondices en les transformant en poudrette dans les dépo-

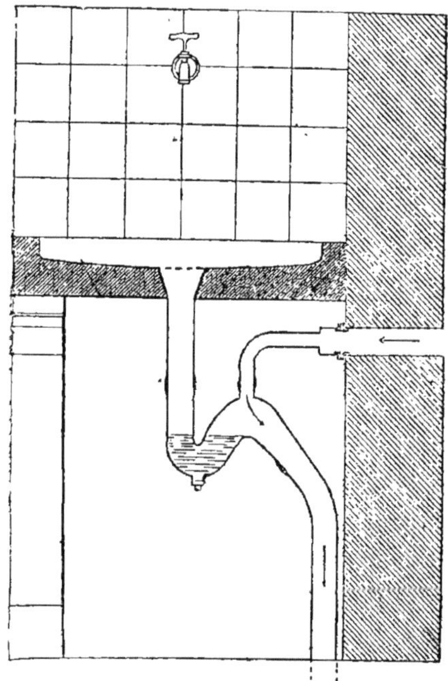

Fig. 28. — Évier salubre, avec siphon et prise d'air.

toirs ou en sulfate d'ammoniaque dans des fabriques spéciales. Dans l'un et l'autre cas, dans le premier surtout, on crée autant de foyers d'infection, et les matières liquides, non utilisées ou incomplètement transformées, retournent aux cours d'eau qu'elles infectent.

Aussi, à ce point de vue comme à tous les autres,

le système du tout à l'égoût paraît-il bien supérieur à tous les autres systèmes.

L'aération et le chauffage des maisons et des appartements, l'enlèvement des immondices, l'installation des éviers (*fig. 28*), constituent les points principaux de la salubrité ou de l'insalubrité des habitations. Mais il faut, en outre, tenir compte de nombreuses conditions diverses pour assurer aux immeubles toute la sécurité désirable : l'éclairage pendant la nuit, l'exposition à la lumière, le choix des matériaux, l'assainissement du sous-sol, etc., doivent être sérieusement examinés par les architectes et les constructeurs. Nous dirons toutefois, d'après un vieux proverbe italien, que là où l'air et le soleil pénètrent le médecin n'entre jamais.

POLICE SANITAIRE DES ANIMAUX

Les principales maladies des animaux qui peuvent être transmises à l'homme sont : la *tuberculose* et le *charbon* — dont il a été déjà parlé ; — la *rage*, la *morve* et le *farcin*. Nous allons étudier ces dernières au point de vue de leurs caractères spécifiques généraux, de leurs modes de transmission et des mesures prescrites par les lois pour en empêcher la contagion ; il convient aussi d'examiner les mesures analogues concernant la tuberculose et le charbon.

En outre, les animaux sont frappés par un certain nombre de maladies contagieuses qui font éprouver de grands dommages à l'agriculture, quoiqu'elles n'atteignent pas directement l'homme. Nous indiquerons aussi les mesures générales qui permettent d'en atténuer les désastres.

Les mesures prescrites par les lois vis-à-vis des maladies transmissibles des animaux à l'homme ou d'animaux à animaux portent le nom de *police sanitaire* des animaux ; elles sont indiquées avec précision principalement dans la loi du 21 juillet 1881, dans le règlement d'administration publique du 23 juin 1883 et dans l'arrêté ministériel du 28 juillet 1888.

1° Maladies des animaux transmissibles à l'homme.

La rage : caractères de la rage; les chiens enragés; police sanitaire des animaux atteints ou suspects de rage; soins à donner aux personnes mordues; vaccination.
Le charbon : mesures sanitaires.
La tuberculose : mesures sanitaires.
La morve et le farcin : caractères généraux et mesures sanitaires.

I. — LA RAGE.

92. **Caractères généraux. — Les chiens enragés.** — La rage est essentiellement une maladie de l'espèce canine (chien, loup, renard). Dans nos pays, ce sont les chiens qui en sont frappés et qui en deviennent, par suite, les agents de transmission. Les animaux qu'ils rencontrent et qu'ils mordent sont frappés comme eux. L'homme est atteint de la même façon, qu'il soit mordu directement par un chien enragé ou par les animaux mordus, ou simplement qu'une parcelle de bave soit déposée sur une écorchure quelconque ou encore suivant d'autres procédés [1]. Pour que la rage se communique il suffit, en effet, d'une solution de continuité acciden-

1. Par les aliments et les boissons souillés du virus de la rage : M. Ollier cite le cas d'un enfant attaqué par derrière par un chien enragé. L'animal n'avait fait que poser sa patte sur la tête du petit sujet et cependant celui-ci fut atteint de rage quatorze jours après. On constata, à ce moment, une légère excoriation au point où la patte avait touché.

telle de la surface de la peau ou des muqueuses internes.

On admet généralement que la rage est une maladie microbienne; on sait que le germe de cette maladie se trouve dans la *bave* des animaux enragés.

A quels caractères peut-on reconnaître un chien atteint de rage? On ne saurait mieux faire à cet égard que de reproduire le tableau qui en a été donné par H. Bouley :

« 1° La rage du chien ne se caractérise pas par les accès de fureur dès les premiers jours de sa manifestation.

« Au contraire, c'est une maladie tout d'abord d'apparence bénigne. Mais dès le début la bave est virulente, c'est-à-dire qu'elle renferme le germe inoculable, et le chien est alors bien plus dangereux par les caresses de sa langue qu'il ne peut l'être par ses morsures, car il n'a aucune tendance à mordre. »

Nous rappellerons à ce sujet les conclusions données par MM. Roux et Nocard, collaborateurs de M. Pasteur, qui ont résolu cette question par de nombreuses expériences : Un chien peut être dangereux *trois jours* avant l'apparition de la rage, et nous sommes plutôt au-dessous qu'au-dessus de la vérité. Un chien, en conséquence, présentera tous les signes extérieurs de la santé, il pourra manger, être gai, caressant comme à l'ordinaire, et porter dans sa gueule le virus de la rage. Si ce chien mord ou lèche une personne, il pourra lui communiquer la maladie alors qu'il ne semble pas l'avoir lui-même.

« 2° Au début de la rage, le chien change d'humeur, continue H. Bouley ; il devient triste, sombre et taciturne, recherche la solitude et se retire dans les coins les plus obscurs. Mais il ne peut rester longtemps en place ; il est inquiet, agité, va et vient, se couche et se relève, râle, flaire, gratte avec ses pattes de devant. Ses mouvements, ses attitudes et ses gestes semblent indiquer que par moments il voit des fantômes, car il mord dans l'air, s'élance et hurle comme s'il s'attaquait à des ennemis réels.

« 3° Son regard est changé, il exprime une tristesse sombre et a quelque chose de farouche.

« 4° Mais dans cet état, le chien n'est nullement agressif pour l'homme. Son caractère est ce qu'il était avant. Il se montre docile et soumis pour son maître, à la voix duquel il obéit, en donnant quelques signes de gaieté qui ramènent un instant sa physionomie à son expression habituelle.

« 5° Au lieu de tendances agressives, ce sont des tendances contraires qui se manifestent dans la première période de la rage. Le sentiment affectueux envers ses maîtres et les familiers de la maison s'exagère chez le chien enragé, et il l'exprime par les mouvements répétés de la langue, avec laquelle il est avide de caresser les mains ou le visage qu'il peut atteindre.

« 6° Le chien enragé n'a pas horreur de l'eau ; *au contraire, il en est avide*. Tant qu'il peut boire, il satisfait sa soif toujours ardente, et, quand le spasme de son gosier l'empêche d'avaler, il plonge le museau tout entier dans le vase et il mord pour ainsi dire le liquide qu'il ne peut plus avaler. Le chien enragé n'est donc pas *hydrophobe; l'hydrophobie* n'est donc pas un signe certain et univoque de la rage du chien.

« 7° Le chien enragé ne refuse pas sa nourriture dans la première période de sa maladie; souvent même il la mange avec plus de voracité que d'habitude.

« 8° Lorsque le besoin de mordre, *qui est un des caractères essentiels de la rage à une période de son développement*, commence à se manifester, l'animal le satisfait d'abord sur les corps inertes : il ronge le bois, les portes et les meubles, déchire les étoffes, les tapis, les chaussures, broie sous ses dents la paille, le foin, les crins, la laine, mange la terre, la fiente des animaux, la sienne propre, lape sa propre urine, et accumule dans son estomac les débris de tous les corps sur lesquels ses dents ont porté.

« 9° Dans une variété particulière de rage que l'on appelle la rage *mue* (ou *muette*), la mâchoire inférieure, paralysée, reste écartée de la supérieure, et la gueule demeure béante et sèche, avec une teinte rouge-brunâtre à l'intérieur.

« 10° Le chien affecté de rage mue n'a pas de tendance à mordre. Au lieu d'être agité, il conserve le plus souvent l'immobilité d'un sphynx; mais sa bave étant virulente, on peut s'inoculer la rage par des blessures ou des écorchures lorsqu'on introduit imprudemment ses doigts dans la gueule d'un chien affecté de rage mue pour en explorer la profondeur.

« 11° La voix du chien enragé change toujours de timbre et toujours son aboiement s'exécute suivant un mode complètement différent de son mode habituel : il est rauque, voilé, et se transforme en un hurlement saccadé.

« Dans la variété de rage appelée rage mue, ce symptôme important fait défaut ; la maladie reçoit précisément son nom du mutisme absolu des malades : rage mue ou rage muette.

« 12° La sensibilité est très émoussée chez le chien enragé. Quand on le frappe, qu'on le brutalise ou qu'on le blesse, il ne fait entendre ni les plaintes, ni les cris par lesquels les animaux de son espèce expriment leurs souffrances ou même simplement leurs craintes.

« Il y a des cas où le chien enragé se fait à lui-même des blessures profondes avec ses dents et assouvit sa rage sur son propre corps sans chercher encore à nuire aux personnes qui lui sont familières.

« 13° Le chien enragé fuit souvent le toit domestique au moment où, par les progrès de la maladie, les instincts féroces se développent en lui et commencent à le dominer, et, après un ou deux jours de pérégrinations pendant lesquels il a cherché à satisfaire sa rage sur *tous les êtres vivants* qu'il a pu rencontrer, il revient souvent mourir chez ses maîtres.

« 14° Lorsque la rage est arrivée à sa période furieuse, elle se caractérise par l'expression de férocité qu'elle donne à la physionomie de l'animal qui en est atteint, et par les envies de mordre, qu'il assouvit chaque fois que l'occasion s'en présente; mais c'est toujours contre son semblable qu'il dirige ses attaques de préférence à tout autre animal.

« 15° Les fureurs rabiques se manifestent par des accès, dans les intervalles desquels l'animal tombe dans un état relatif de calme qui peut faire illusion sur la nature de la maladie.

« 16° Le chien enragé, libre, s'attaque d'abord avec une très grande énergie à tous les êtres vivants qu'il rencontre, mais de préférence au chien plutôt qu'aux autres animaux, et de préférence à ceux-ci plutôt qu'à l'homme; puis, lorsqu'il est épuisé par ses fureurs et par ses luttes, il marche devant lui d'une allure vacillante, très reconnaissable à sa queue pendante, à sa tête inclinée vers le sol, à ses yeux égarés et à sa gueule béante, d'où s'échappe une langue bleuâtre et souillée de poussière. Dans cet état, il n'a plus grandes tendances agressives, mais il mord tous ceux, hommes ou bêtes, qui se trouvent ou qui vont se mettre à la portée de ses dents.

« Le chien enragé qui meurt de sa mort naturelle succombe à la paralysie et à l'asphyxie. Jusqu'au dernier moment, l'instinct de mordre le domine, et il faut le redouter même lorsque l'épuisement semble l'avoir transformé en corps inerte. »

93. **Police sanitaire des animaux atteints ou suspects de rage.** — La loi du 21 juillet 1881, relative à la police sanitaire des animaux, prescrit des mesures très rigoureuses et très sages à l'égard

des animaux atteints ou suspects de rage; elle est complétée par le règlement d'administration publique de 1882 qui vise plus spécialement les chiens errants.

Voici d'abord l'article 10 de la loi du 21 juillet 1881 :

« La rage, *lorsqu'elle est constatée* chez les animaux de quelque espèce qu'ils soient, entraîne l'abatage, qui ne peut être différé sous aucun prétexte.

« Les chiens et les chats *suspects* de rage doivent être immédiatement abattus.

« Le propriétaire de l'animal suspect est tenu, même en l'absence de l'ordre des agents de l'administration, de pourvoir à l'accomplissement de cette prescription. »

Est *suspect de rage* tout chien ou chat mordu ou seulement roulé par un chien enragé.

Les mesures suivantes sont prescrites par le règlement d'administration publique de 1882 contre les chiens et surtout contre les *chiens errants*, qui sont très dangereux parce qu'ils ont pu être mordus par des chiens enragés sans que personne ait pu le savoir :

« Tout chien circulant sur la voie publique en liberté, ou même tenu en laisse, doit être muni d'un collier portant gravés sur une plaque de métal les noms et demeure de son propriétaire.

« Les chiens trouvés sur la voie publique sans collier et les chiens errants, même munis de collier, sont saisis et mis en fourrière. Ceux qui n'ont pas de collier et dont le propriétaire est inconnu dans la localité sont abattus sans délai.

« L'autorité administrative pourra, lorsqu'elle croira cette mesure utile, particulièrement dans les villes, ordonner, par arrêté, que tous les chiens circulant sur la voie publique soient muselés ou tenus en laisse.

« Lorsqu'un cas de rage a été constaté dans une commune, le maire prend un arrêté pour interdire, pendant six semaines au moins, la circulation des chiens, à moins qu'ils ne soient tenus en laisse. La même mesure est prise par les communes qui ont été parcourues par un chien enragé. »

Des mesures de police sanitaire analogues à celles dont nous venons de rappeler les traits principaux ont été prises et rigoureusement appliquées dans la plupart des pays. Leurs résultats sont merveilleux, surtout en Allemagne où la rage a à peu près complètement disparu. Il n'en est pas de même en France où, au contraire, les cas de rage augmentent chaque année. La raison de cette augmentation est l'incurie des Pouvoirs publics qui n'appliquent le plus souvent les sages prescriptions des lois qu'au moment où des malheurs qu'on aurait pu éviter font songer à l'application des mesures édictées. La faute en est aussi aux particuliers qui ne connaissent pas ces mesures ou qui ne les appliquent pas dans toute leur vigueur vis-à-vis des chiens qu'ils possèdent.

94. **Soins à donner aux personnes mordues par un chien enragé ou suspect.** — Les considé-

rations qui précèdent sur l'inapplication des lois et sur l'augmentation corrélative des cas de rage en France expliquent la nécessité où l'on se trouve de donner des conseils éclairés au point de vue des soins à donner aux personnes mordues par un chien enragé ou suspect de rage. MM. Proust et Bouley ont, à la demande du Comité d'hygiène, rédigé les instructions suivantes :

« Doit être considéré comme suspect :

« 1° Tout chien connu qui, contrairement à ses habitudes et à son caractère, est devenu agressif et mord — sans motif qui explique cette action — les personnes qu'il trouve à la portée de ses dents.

« Dans ce cas, le chien doit être considéré comme d'autant plus suspect que les personnes qu'il a mordues lui étaient plus familières ;

« 2° Tout chien qui, dans l'intérieur des maisons, s'attaque aux personnes étrangères sans y être excité soit par son rôle de gardien, soit par une agression volontaire ou involontaire ;

« 3° Tout chien divaguant qui, sans aucune excitation, s'attaque aux personnes qu'il rencontre sur son passage, dans les rues, sur les routes, dans les campagnes ;

« 4° Tout chien inconnu trouvé errant qui devient tout à coup agressif pour les personnes qui l'ont accueilli dans leur demeure.

« Il faut tout d'abord pratiquer la cautérisation prompte et complète de la plaie.

« De tous les caustiques, le meilleur est le fer rouge, et la cautérisation est d'autant moins douloureuse que le fer est plus fortement chauffé. A défaut du fer rouge, on pourra se servir du caustique de Vienne ou de l'acide sulfurique.

« Pendant que le fer chauffe ou en l'absence de caustique, il sera utile de *comprimer* au-dessus de la blessure, à l'aide d'un lien fortement serré, le membre mordu, en même temps que l'on cherchera avec les doigts à *exprimer*, du dedans au dehors, les liquides contenus dans la plaie. On aidera cette expression par un *lavage* continu fait avec un liquide quelconque.

« Si la partie mordue est à la portée de la bouche, le blessé devra faire lui-même la *succion* et immédiatement.

« La succion n'offre d'ailleurs aucun danger si la personne qui la pratique n'est affectée d'aucune écorchure soit aux lèvres, soit dans la bouche.

« Le public doit être mis en garde contre de prétendus spécifiques vantés par les charlatans.

« *Puis, il faut sans délai envoyer le blessé à l'Institut Pasteur.* »

95. **Vaccination de la rage.** — Tout le monde sait maintenant qu'on doit à M. Pasteur la découverte de la vaccination de cette maladie; on sait aussi combien de personnes mordues par des chiens enragés ont dû leur guérison complète au traitement qu'elles ont suivi à l'Institut Pasteur.

Cependant beaucoup doutent encore de l'efficacité de ce traitement et se contentent d'une simple cautérisation, comme on l'a fait jusqu'au moment de la découverte de M. Pasteur.

Il n'est donc pas inutile d'indiquer les principes et les bienfaits de cette découverte.

Si l'on transmet la rage du chien à un lapin, la moelle de ce dernier est d'une virulence extrême, car elle tue tous les chiens auxquels on l'inocule par trépanation ; mais si on laisse sécher la moelle au lieu de l'employer toute fraîche pour les inoculations, on constate que sa virulence diminue progressivement, car au bout de dix jours, par exemple, l'inoculation de la moelle ne détermine aucun trouble sur le chien. En faisant des inoculations successives de moelles du neuvième, du huitième, du septième jour, etc., pour arriver enfin à des inoculations de la moelle du deuxième et même du premier jour, les chiens ne deviennent pas enragés et ils ne le deviennent pas en les faisant mordre par des chiens enragés ; en un mot, ils sont vaccinés.

L'enthousiasme fut immense à la suite des résultats heureux obtenus par M. Pasteur dans les premiers traitements faits sur l'homme d'après cette méthode ; dans tous les pays du monde furent créés des instituts antirabiques, excepté en Allemagne, la rage étant très rare dans cette contrée.

Mais quelques vaccinations n'ayant pas réussi, on n'a pas tardé à incriminer la méthode de M. Pasteur et à l'accuser de donner la rage au lieu de la guérir. Il nous reste à démontrer à l'aide de chiffres précis si réellement cette découverte a rendu les services qu'on en attendait ; nous citerons à cet égard les statistiques données par l'institut Pasteur de Paris.

Ces chiffres portent sur des personnes mordues par des chiens qui ont été reconnus enragés par inoculation à des animaux, sur les personnes mordues par des chiens sur lesquels la rage a été reconnue par les vétérinaires, et enfin sur les personnes mordues par des animaux suspects de rage.

En 1886, 2,157 personnes sont soumises au traitement de M. Pasteur; 22 sont mortes;

En 1887, 1,513 personnes sont traitées; 12 sont mortes;

En 1888, 1,374 personnes sont traitées; 8 sont mortes;

En 1889, 1,533 personnes sont traitées; 4 sont mortes.

En résumant la mortalité par rapport à un même chiffre, 100 par exemple, pour mieux comparer les résultats, on trouve :

En 1886,	sur 100	personnes traitées,	1,02	mortes;
En 1887,	—	—	0,74	—
En 1888,	—	—	0,58	—
En 1889,	—	—	0,26	—

Il est inutile de faire remarquer combien la mortalité a diminué dans ces quatre dernières années à la suite des vaccinations antirabiques.

Mais la mortalité est-elle plus grande à la suite de vaccination qu'à la suite de cautérisations ?

En 1887, 350 personnes ont été mordues par des chiens enragés; 356 ont été vaccinées, 2 seulement sont mortes; 44 ne se sont pas fait vacciner, 7 sont mortes. En d'autres termes, sur 100 non vaccinées et cautérisées, il en est mort 15, et sur 100 vaccinées 0,77 seulement.

L'Institut Pasteur a fait, en outre, un relevé de 2.000 cas (octobre 1888 à décembre 1889). Sur ce chiffre, 1,108 personnes avaient été préalablement cautérisées au fer rouge, à la pierre infernale, à l'ammoniaque, etc., et sur ces 1,108 personnes, 17 sont mortes après vaccination. Trois de ces dernières avaient été cautérisées énergiquement et rapidement ; mais les 14 autres n'avaient été traitées qu'une demi-heure ou une heure après l'accident et avec la pierre infernale, l'ammoniaque, c'est-à-dire avec des substances chimiques.

Au reste, l'efficacité du traitement Pasteur varie suivant le point où la morsure a été faite.

Les morsures à la tête sont les plus graves, parce que le virus de la rage n'a qu'un très court trajet à faire pour être porté jusqu'au cerveau ou à la moelle épinière, ses lieux de prédilection ; c'est surtout dans ce cas que les cautérisations doivent être rapides et énergiques.

Les morsures à la main sont aussi très graves, parce que le virus est porté directement dans l'intérieur de la peau ; les morsures aux jambes ou aux bras sont moins dangereuses, parce que les vêtements opposent quelque résistance au passage de la bave.

LE CHARBON

96. **Mesures sanitaires.** — Le charbon, ainsi qu'on l'a vu, est surtout une maladie des moutons

et des bœufs; il peut être transmis à l'homme qui soigne les animaux charbonneux et aux ouvriers auxquels on a livré sans précaution les peaux des animaux morts du charbon.

La loi du 21 juillet 1881, complétée par le règlement du 23 juin 1882 et par l'arrêté ministériel du 28 juillet 1888, édicte des mesures rigoureuses qui, bien appliquées, préservent de la contagion et des suites terribles de cette maladie.

Les principales de ces mesures sont les suivantes :

Abatage immédiat des animaux charbonneux aussitôt que l'affection est reconnue;

Enfouissement des cadavres avec la *peau tailladée*, à moins qu'ils ne soient envoyés dans un atelier d'équarrissage régulièrement autorisé;

L'enfouissement sera fait dans un endroit clos sur lequel on ne doit faire paître les troupeaux sous aucun prétexte;

La chair des animaux charbonneux ne peut être livrée à la consommation;

Les peaux provenant des animaux charbonneux morts ou abattus ne seront livrées au commerce qu'après désinfection *constatée;*

Dans le cas de charbon, le préfet prend un arrêté pour mettre sous la surveillance du vétérinaire sanitaire les animaux parmi lesquels la maladie a été constatée, ainsi que les locaux, cours, enclos, herbages et pâtures où ils se trouvent;

La surveillance cesse quinze jours après la disparition du dernier cas de maladie;

Le maire prescrit d'urgence la destruction des cadavres, des litières, fourrages, etc., souillés par les animaux malades, la désinfection des locaux et tous emplacements où ils ont séjourné, etc., etc.

LA TUBERCULOSE

97. **Mesures sanitaires.** — La tuberculose est commune à l'homme et à certains animaux (bovidés, volailles). Les mesures de police sanitaire qui concernent les animaux tuberculeux sont les suivantes (art. 23 de l'arrêté ministériel du 28 juillet 1888) :

Isolement et séquestration des animaux tuberculeux qui ne peuvent être déplacés que pour être livrés à l'abatage ;

Dans les cas de *tuberculose générale,* les viandes des animaux qui en sont atteints sont exclues de la consommation ; elles doivent être détruites ainsi que les organes internes ou viscères ;

La peau ne peut être utilisée qu'après désinfection ;

La vente et l'usage du lait des vaches tuberculeuses est interdit.

LA MORVE ET LE FARCIN

98. **Caractères généraux et mesures sanitaires.** — La morve et le farcin sont, sous deux noms différents, deux affections ayant beaucoup de caractères communs et atteignant principalement les animaux de l'espèce chevaline (chevaux, ânes, mulets). Ces deux maladies sont essentiellement caractérisées

par l'inflammation et l'ulcération de la membrane pituitaire des animaux frappés ; elles sont réputées incurables, la morve surtout.

On connaît depuis longtemps des cas certains de transmission de la morve et du farcin à l'homme. L'inoculation se fait par contacts répétés avec les animaux malades, que la peau de l'homme présente une solution de continuité ou même qu'elle ait gardé son intégrité ; mais on a aussi signalé des transmissions plus singulières, telles que le cas rapporté par Klesch : un homme fut atteint de morve sans avoir eu le moindre rapport avec des chevaux morveux ; il avait simplement couché dans une écurie où des animaux atteints de cette maladie avaient séjourné.

On conçoit que ces affections menacent tout particulièrement les palefreniers, les cochers, les soldats cavaliers, les vétérinaires, etc., en un mot, toutes les personnes qui ont des rapports fréquents avec les animaux qui en sont atteints.

Elles sont aussi contagieuses d'homme à homme et toujours mortelles pour l'espèce humaine. Aussi est-il nécessaire d'appliquer avec la plus rigoureuse exactitude les prescriptions de police sanitaire qui leur sont relatives, savoir :

La déclaration obligatoire par les propriétaires des cas de morve constatés ou soupçonnés dans leurs écuries ;

L'abatage immédiat des animaux atteints ; la morve étant incurable et éminemment contagieuse, cette mesure ne peut être qu'avantageuse pour les propriétaires eux-mêmes ;

La surveillance par les vétérinaires délégués des animaux qui ont été en contact avec les animaux morveux;

La défense absolue de livrer à la consommation la chair des animaux abattus, à moins de désinfection complète.

2° Maladies contagieuses des animaux, non transmissibles à l'homme.

99. Mesures générales de police sanitaire. — La loi du 21 juillet 1881 vise les maladies suivantes :

1° La *peste bovine* dans toutes les espèces de ruminants ;

2° La *péripneumonie contagieuse* dans l'espèce bovine ;

3° La *clavelée* et la *gale* dans les espèces ovine et caprine ;

4° La *fièvre aphtheuse* dans les espèces bovine, ovine, caprine et porcine ;

5° La *morve*, le *farcin*, la *dourine* dans les espèces chevaline et ovine ;

6° La *rage* et le *charbon* dans toutes les espèces.

L'arrêté ministériel du 28 juillet 1888 a ajouté à la liste de ces maladies :

1° Le *rouget* et la *pneumo-entérite infectieuse* dans l'espèce porcine ;

2° Le *charbon symptomatique* dans l'espèce bovine ;

3° La *tuberculose* dans l'espèce bovine.

Les mesures générales de protection contre ces diverses maladies sont les suivantes :

a) Déclaration de la maladie contagieuse par tout propriétaire ou toute personne ayant, à quelque titre que ce soit, la charge des soins ou la garde d'un animal atteint ou soupçonné d'être atteint de ladite maladie ;

b) Abatage immédiat, dans certains cas, de l'animal malade ; séquestration et isolement de ceux qui ont été en contact avec lui jusqu'à ce qu'il soit reconnu qu'ils sont parfaitement indemnes ;

c) Enfouissement, sans aucune utilisation possible, de l'animal abattu ou mort spontanément à la suite de la maladie contagieuse ; par exception, l'utilisation de la viande ou des peaux de cadavres est autorisée dans certains cas bien déterminés.

Si sévères que puissent paraître ces prescriptions, elles n'en sont pas moins absolument nécessaires : leur application rigoureuse permet de sauvegarder l'*intérêt particulier* en empêchant les maladies de s'étendre aux animaux d'une même ferme, et l'*intérêt général* en restreignant les maladies aux seuls endroits atteints.

HYGIÈNE DE L'ENFANCE

Surveillance des écoles.
Les soins de propreté, le sommeil et l'allaitement des nouveau-nés.

100. **Surveillance des écoles.** — L'accroissement de la population en France est très faible comparativement à l'accroissement de la population dans les pays voisins, en Allemagne et en Angleterre principalement : c'est là une constatation navrante qui a appelé les études de tous les hommes éclairés qui ont le juste souci de l'avenir de notre pays ; ils ont conseillé certaines mesures d'application difficile ou lointaine. Parmi ces mesures, il en est une seule qui puisse donner des résultats immédiats : elle consiste à diminuer la mortalité des enfants dans toute la mesure du possible. La mortalité des enfants, des nouveau-nés principalement, est considérable et elle est due en grande partie, d'un côté, à la difficulté que les principes de l'hygiène la plus élémentaire trouvent à pénétrer dans les divers milieux et, d'un autre côté, à la persistance de préjugés d'un autre âge, entretenus par l'habitude ou par l'indifférence.

C'est un devoir éminemment patriotique d'éclairer largement tous ceux qui ont charge d'enfants, à quelque âge qu'on les considère, et ce devoir peut être rempli chaque jour par les instituteurs, autant dans l'école qu'autour d'eux.

L'école est un grand foyer de contagion où les enfants sèment et prennent les fièvres éruptives, les maladies de la peau, le croup, etc., et il a été malheureusement constaté qu'on meurt aujourd'hui à peu près autant qu'il y a trente ans des maladies infectieuses, bien que les conditions du développement de ces maladies et des mesures prophylactiques, propres à les éviter, soient complètement connues dans leurs moindres détails. Cela tient surtout, en ce qui concerne les écoles, à ce que les inspections médicales sont incomplètes et laissent séjourner, au milieu d'enfants sains, des convalescents qui portent avec eux et propagent autour d'eux les germes des maladies qui les avaient frappés.

Une première réforme à réaliser serait évidemment de donner à ces inspections le caractère de visites médicales scrupuleuses et prolongées. Qu'a-t-il été fait jusqu'ici à ce point de vue ? Le décret du 18 janvier 1887 demande que les médecins s'assurent de la salubrité des écoles et de l'état sanitaire des enfants pendant leurs tournées de clientèle. C'est trop peu, car ainsi que le dit si justement M. Coriveaud, dans un ouvrage récent, on n'étudie pas les conditions de salubrité d'un immeuble et l'état sanitaire de cinquante enfants, comme cela, en passant, dans une tournée fort remplie par ailleurs, et toujours de courte durée. Si l'on veut que l'inspection médicale des enfants procure tous les avantages qu'on est en droit d'attendre d'elle — au premier rang desquelles se place l'extinction, à leur foyer même, d'un grand nombre de maladies épidémiques, et la préservation pour beaucoup d'enfants d'infirmités incurables plus tard, — il faut en faire un service spécial et rétribué. Il faudrait surtout centraliser entre les mains d'un personnel compétent les services répartis actuellement entre des agents nombreux et bénévoles, médecins des épidémies, médecins vaccinateurs, inspecteurs des enfants assistés, des écoles, etc.

En attendant la réalisation de ces vœux, l'instituteur doit faire œuvre d'hygiéniste et prendre les mesures énergiques que l'hygiène conseille pour faire face aux innombrables dangers qui menacent la santé des enfants,

Mais il importe tout autant que chacun ait le souci des petits enfants dont les soins, dans les campagnes surtout, sont uniquement inspirés par les préjugés et par l'ignorance. Ces soins feront l'objet de la suite de ce chapitre; nous aurons surtout à considérer les soins de propreté, le sommeil et les modes de nutrition.

101. **Soins de propreté.** — Les soins de propreté doivent être de tous les instants, car les petits enfants se salissent souvent et il est de toute nécessité que chaque fois ils soient entièrement débarrassés de leurs impropretés, car il faut éviter l'apparition des rougeurs et des excoriations qui se développent très vite. La meilleure méthode est la plus simple : une lotion avec de l'eau légèrement

tiédie et une éponge fine. On essuie ensuite avec un linge fin usé, puis l'on saupoudre de fécule, d'amidon ou de lycopode.

Ces lavages partiels doivent être accompagnés tous les jours de lotions générales ou mieux, si c'est possible, de bains très courts de 2 à 5 minutes, pendant lesquels on frictionne légèrement la peau des enfants pour mieux assurer son fonctionnement et pour assouplir leurs membres.

Quelques médecins recommandent d'employer pour les bains l'eau de feuilles de noyer afin de raffermir la peau si prompte à s'irriter et à se fendiller; l'eau de son ou d'amidon peut aussi rendre des services lorsque la peau est irritée.

Pendant les lotions ou pendant les bains à l'eau tiède, il faut éviter avec soin tout courant d'air et pendant les journées froides, toute diminution brusque de température qui pourraient occasionner des troubles dans l'appareil respiratoire.

A l'exemple des Spartiates qui plongeaient tous les nouveau-nés dans l'eau froide de l'Eurotas, on a parfois conseillé l'usage exclusif de l'eau froide pour la toilette des enfants dès leur naissance même. C'est une pratique contraire aux lois de la physiologie, au moins jusqu'au moment où les enfants peuvent marcher. A partir de cet âge, il est bon et sain d'habituer les enfants à l'usage de l'eau froide.

Dans la toilette des enfants, il ne faut négliger aucun détail : les oreilles et les yeux, par exemple, doivent être toujours maintenus dans un état de grande propreté afin d'éviter des accidents qui peuvent devenir graves. Les yeux demandent, en outre, des soins spéciaux pendant les premiers jours qui suivent la naissance : pendant le sommeil, ils doivent être garantis de tout courant d'air et d'une lumière trop vive ; on obtient ce résultat en couvrant le berceau d'un voile ou d'un rideau ; de même quand les petits enfants changent de pièce, on garantit les yeux de la même façon en les couvrant d'un voile. Ces précautions sont de grande nécessité, car elles préservent d'ophthalmies qui peuvent amener la perte de la vue.

Pour éviter les déviations des yeux, il faut avoir soin que les enfants dans leur berceau n'aient pas le visage éclairé obliquement ; il est utile, en outre, pour les préserver des mêmes accidents, de ne suspendre au voisinage de leurs yeux aucun objet susceptible de fixer les regards.

Un préjugé tenace demande la conservation de la saleté qui s'amasse sur la tête des petits enfants et qu'on désigne sous le nom de *chapeau :* ces saletés sont le meilleur terrain pour le développement des parasites et elles finissent par constituer une véritable gêne. Il faut enlever, à mesure qu'elles se produisent, les croûtes du chapeau soit en frottant la tête avec une brosse fine ou avec une éponge imbibée d'eau, soit en répandant au préalable sur elles une mince couche d'huile qui en détruit l'adhérence.

A propos de la tête, nous indiquerons encore une pratique stupide et dangereuse contre laquelle il importe de réagir énergiquement. La tête du nouveau-né est généralement allongée en pointe et non régulièrement arrondie ; on trouve souvent des personnes qui s'imaginent obtenir une forme plus convenable en pétrissant dans leurs doigts la tête encore molle ! La tête prend d'elle-même la forme qui lui convient le mieux et il ne faut la comprimer sous aucun prétexte.

102. **Le sommeil.** — Le sommeil tient la plus large place dans les premiers mois de la vie de l'enfant, qui ne s'éveille guère que pour prendre sa nourriture et qui s'endort dès qu'il l'a prise. Il n'est nullement nécessaire de le provoquer par le berçage ou autrement, car c'est créer bien inutilement une habitude qui devient bientôt une véritable tyrannie. On croit que le berçage peut avoir une influence mauvaise sur le cerveau, et il est certain que les mouvements imprimés au berceau amènent des troubles digestifs et des vomissements. Pour ces raisons diverses, il convient de laisser le sommeil arriver tout naturellement. Il convient aussi de ne jamais l'interrompre, surtout de l'interrompre brusquement, et d'attendre que la faim ou les besoins naturels réveillent les enfants. Cependant, il y a des tempéraments engourdis qu'il est utile de stimuler ; le médecin indiquera les meilleures mesures à prendre à cet égard.

Comment faut-il habiller les enfants pour le sommeil ? On a conseillé dans ces derniers temps de coucher dans du son les enfants tout nus dans la partie inférieure du corps et recouverts seulement d'une peau de mouton. Cette pratique a le grand avantage d'empêcher l'enfant de se mouiller ou de se salir, car le son absorbe les saletés et il peut être changé souvent. Mais on préfère généralement en France envelopper les enfants dans des langes et les recouvrir d'un maillot. Une précaution nécessaire, dans ce cas, est de ne point serrer les membres avec des bandelettes et de laisser les bras toujours libres, afin surtout que, pendant le sommeil, la respiration puisse se faire amplement, sans aucune gêne.

L'enfant doit dormir dans son berceau; sous aucun prétexte, il ne doit partager le lit de sa mère et de sa nourrice, car il courrait à tout moment le risque d'être asphyxié. Que le berceau soit modeste ou luxueux, il importe avant tout qu'il soit toujours dans le meilleur état de propreté et porté sur un pied assez élevé, afin que l'enfant puisse respirer l'air pur de la pièce. La literie la plus hygiénique se compose d'un ou de deux paillassons de toile garnis de crin, de varech, de paille, etc., d'un oreiller demi-circulaire rempli de crin; les oreillers de plume sont trop chauds et malsains. Les rideaux ne sont pas nécessaires; ils peuvent cependant être utiles pour empêcher les courants d'air ou la lumière trop vive d'arriver sur les enfants; mais il ne faut jamais les fermer complètement parce que, dans ce cas, ils seraient un obstacle pour le renouvellement de l'air.

103. **Nutrition de l'enfant.** — *Le lait est la seule nourriture* qui puisse convenir aux enfants jusqu'au moment de l'apparition des dents; c'est

un principe qui ne souffre aucune exception et qui demande une application rigoureuse. Les enfants, en effet, ne peuvent digérer que le lait jusqu'à l'âge de huit ou dix mois; toutes les autres substances, fécule, eau panée, soupes, etc., ne constituent pas des aliments pour eux, elles sont les causes déterminantes d'affections graves des voies digestives, qui se terminent fréquemment par la mort.

L'allaitement des enfants est dit *naturel* ou *artificiel,* suivant qu'il se fait avec le lait de la mère ou d'une nourrice, ou avec le lait d'animaux (vache, ânesse, chèvre).

1. L'*allaitement naturel* est le meilleur, sans contredit: c'est aussi le seul qui puisse donner une confiance absolue lorsqu'il a été reconnu que le lait est bon et que la personne qui allaite n'est atteinte d'aucune maladie transmissible pouvant être communiquée à l'enfant.

Il faut toutefois se rendre compte, même dans ces conditions, que l'enfant prospère, *profite* comme on dit couramment, et qu'il est en bonne santé.

Le caractère le plus évident de l'état prospère et sain de l'enfant est tiré de son *aspect extérieur :* la figure est pleine, la couleur rosée, les chairs sont fermes avec des fossettes; les garde-robes ont l'aspect d'*œufs brouillés.* L'enfant qui vient mal, au contraire, a la figure tirée, ridée, vieillie; la peau est flasque, molle; les garde-robes n'ont pas d'homogénéité; les diarrhées peuvent être fréquentes, et elles deviennent vertes dans le cas de troubles graves dans l'appareil digestif, ce qui est presque inévitable à un moment donné.

Des caractères plus certains sont tirés des variations du poids des enfants, car si pendant les deux premiers jours qui suivent la naissance le poids diminue d'environ 100 grammes, il augmente à partir de ce moment dans des proportions régulières si l'enfant vient bien ; il doit gagner de 20 à 30 grammes *par jour* pendant les quatre premiers mois, de 20 à 10 grammes pendant les quatre mois suivants, et enfin de 10 à 5 grammes à partir du huitième mois jusqu'à la fin de la première année. Les enfants devraient toujours être pesés régulièrement ; les pesées s'imposent absolument quand on a quelque doute sur leur état de santé et sur leurs progrès.

Il est utile de répéter ce que nous avons déjà dit : jusqu'au moment de l'apparition des dents, l'enfant, même élevé par sa mère ou par une nourrice, ne doit avoir d'autre aliment que le lait si l'on veut s'épargner de cruels mécomptes. C'est un préjugé absurde de prétendre que le lait est un aliment insuffisant ; la vérité est que l'enfant, pendant les premiers mois de sa vie, n'est pas suffisamment développé pour manger n'importe quoi, même les bouillies ou les soupes les plus légères.

2. *L'allaitement artificiel* est généralement condamné par les médecins, et il ne doit être adopté qu'autant que l'allaitement naturel est impossible. Il faut cependant reconnaître que, s'il est bien dirigé, il peut donner d'excellents résultats.

Le lait d'ânesse est celui qui, par sa composition, se rapproche le plus du lait de la femme; mais il est d'un prix très élevé, et par conséquent peu employé. C'est, en général, le lait de vache qu'on donne dans l'allaitement artificiel, et nous n'aurons en vue que celui-là dans les considérations qui vont suivre.

La première condition qu'il s'agirait de réaliser serait de trouver une vache qui eût un jeune lait et qui pût en fournir, par suite, pendant toute la durée de l'allaitement artificiel de l'enfant ou au moins jusqu'au moment où celui-ci fût d'âge à supporter quelques légers aliments. Cette condition peut être remplie à la campagne, mais il n'y faut guère compter dans les villes.

Le lait doit provenir de vaches saines. Comme ce point est difficile à vérifier, il faudra avoir toujours la précaution de faire bouillir le lait avant de le donner aux enfants pour en détruire tous les germes qu'il peut contenir, notamment les germes de la tuberculose. Ce que nous savons de la présence de germes vivants dans l'air indique qu'il faut tenir les vases qui renferment le lait toujours absolument fermés; on les placera dans un endroit frais, à la cave ou dans un seau d'eau froide, pour que le lait ne puisse pas tourner.

La préparation du lait devant servir à l'allaitement varie suivant l'âge de l'enfant. Pendant les premières semaines, on donne un mélange comprenant environ une partie de lait pur pour trois parties d'eau légèrement sucrée; jusqu'au troisième mois, le mélange sera d'une partie de lait pour deux parties d'eau ; à partir du troisième mois, on mélangera à parties égales le lait et l'eau pour arriver progressivement à donner du lait pur à six mois. On recommande souvent de couper le lait à tous les âges avec des tisanes d'orge, de gruau, etc., légèrement sucrées ; rien ne vaut l'eau sucrée qui rapproche la composition du lait de la vache de celle du lait de la femme.

Si l'eau employée n'est pas reconnue absolument pure de tout germe vivant, il est essentiel de la filtrer avec soin pour retenir les agents de maladies graves.

Le lait étant supposé bon et préparé comme il vient d'être dit, comment faudra-t-il le faire prendre à l'enfant? Plusieurs systèmes sont recommandés à cet égard et l'on peut avoir recours aux uns ou aux autres selon l'âge de l'enfant. Pendant les premiers jours qui suivent la naissance, l'enfant demande peu de lait et on peut le lui donner *à la cuiller* par petites gorgées ; puis on pourra employer une petite fiole en verre de contenance connue, munie d'un bout percé en caoutchouc, et enfin on adoptera un modèle de *biberon* lorsque l'alimentation devra être plus abondante.

Le danger constant de l'allaitement artificiel réside dans les fioles et dans les biberons utilisés qu'il faut tenir toujours absolument propres. Le mieux est de prendre l'habitude de les laver soigneusement dès qu'ils ont servi et de les maintenir dans l'eau froide et, autant que possible, renouvelée jusqu'au repas suivant. On conçoit bien que la sollicitude d'une mère seule est assez grande pour remplir ces devoirs de tous les instants, et l'on ne saurait trop recommander de ne se fier qu'à soi-même pour leur exécution.

Le lait et l'appareil étant trouvés, quelles mesures reste-t-il à prendre pour donner à l'allaitement artificiel toute la sécurité désirable?

Le lait doit toujours être donné à une température égale ou à peu près égale à celle du lait que reçoivent les enfants nourris à la mamelle, c'est-à-dire atteignant environ 37 degrés centigrades. Au début, le thermomètre seul indiquera si cette température est atteinte ou dépassée; puis l'habitude permettra d'arriver à une constatation suffisante d'une chaleur convenable. Le lait aura la même température le jour et la nuit, et jamais on ne devra faire servir le reste d'un repas pour un repas suivant.

Les quantités de lait données à chaque repas varient nécessairement avec l'âge de l'enfant; le premier, le deuxième, le troisième et le quatrième jour, l'enfant prendra respectivement trois, dix, trente, quarante cuillerées à soupe du mélange préparé, ainsi que nous l'avons dit; puis on comptera, pendant le premier mois, environ 600 grammes du mélange répartis également dans les divers repas. On pourra donner, pendant le deuxième mois, 70 grammes par repas, 100 grammes pendant le troisième, pour arriver vers six mois à environ un litre de lait pur par jour.

Ces chiffres sur les quantités de lait qu'il convient

de donner pendant les six premiers mois expriment une moyenne; aussi ne faut-il pas les considérer comme devant être absolument adoptés d'une façon générale. Il appartient aux personnes qui soignent les enfants de se rendre compte de leur valeur, de les augmenter ou de les diminuer suivant les cas; nous ajouterons qu'il est difficile de trouver une mesure exacte qui réponde aux besoins de nutrition des enfants, et si nous ajoutons cette difficulté à celles qui entourent l'allaitement artificiel, il faut conclure que la mère seule peut entreprendre une tache aussi délicate.

Quel que soit le mode d'allaitement adopté, il est très important d'habituer de bonne heure les enfants à prendre leurs repas avec la plus grande régularité, afin que la digestion d'un repas soit achevée au moment du repas suivant. Pendant les premiers jours qui suivent la naissance, les enfants réclament souvent de la nourriture et l'on ne saurait les contraindre à attendre des heures déterminées d'avance: mais dès la fin du premier mois il faut savoir montrer à cet égard une certaine fermeté, qui, au reste, n'exclut nullement la tendresse, pour arriver à ne donner le lait ou le sein que toutes les deux heures pendant le jour jusqu'au cinquième ou sixième mois. A partir de cet âge, il faudra espacer encore davantage les heures des repas, toutes les trois heures, par exemple.

Cette excellente habitude de la réglementation des repas ne se fait pas sans quelque difficulté au début et surtout sans quelques cris : qu'on se souvienne bien que les enfants mal réglés ne sont jamais bien forts et que les mauvaises habitudes se prennent et se conservent comme les meilleures et réciproquement.

La nuit, pour les petits enfants comme pour les grandes personnes, doit être uniquement consacrée au sommeil et au repos ; c'est dire qu'il faut arriver progressivement à ne donner le lait que le moins possible pendant la nuit, deux ou trois fois d'abord, puis une seule fois. Avec un peu de fermeté, on obtient, dès le quatrième mois, de passer la nuit sans un seul repas ; c'est là le résultat que les mères et les nourrices doivent chercher à atteindre.

L'hygiène de l'enfance, pour être complète, ne devrait pas se borner à ces notions sommaires, car il n'est pas un détail qui ne mérite d'être examiné avec sollicitude. Mais nous ne pouvons entreprendre un si vaste sujet, qui fait l'objet d'ouvrages spéciaux que toute mère trouverait le plus grand intérêt à consulter. Il serait à désirer que ces ouvrages fussent plus répandus qu'ils ne le sont actuellement ; ils sont le résultat des observations et des méditations de médecins habitués aux soins des petits enfants et ils méritent d'être lus et relus souvent, car ils combattent des préjugés dangereux, fortement enracinés dans tous les milieux et entretenus par une confiance inexplicable. La science des médecins trouve souvent des difficultés dans l'application des conseils ou des soins prescrits, et cependant c'est à elle seule qu'il faudrait avoir recours dans tous les cas où la santé des petits enfants paraît compromise. Nous ajouterons même qu'il est de toute nécessité que les petits enfants soient soumis régulièrement, à partir de leur naissance, à l'examen scrupuleux d'un médecin qui seul peut se rendre un compte réellement précis de leurs progrès et de leur état général de santé. Il est impossible de dire combien de malheurs seraient évités si ce conseil était écouté de tous ceux qui ont le souci des petits enfants!

APPENDICE

PREMIERS SOINS A DONNER EN CAS D'ACCIDENTS

On doit à des médecins expérimentés d'excellents ouvrages de vulgarisation concernant les premiers soins que chacun peut donner, en cas d'accident, en l'absence du médecin et en attendant son arrivée. Ces ouvrages sont très répandus; ils ont rendu de grands services et ils sont appelés à en rendre de plus grands encore avec la diffusion de l'enseignement de l'hygiène. Leur objet principal est de conseiller des mesures rationnelles, propres à faciliter la tâche des hommes compétents et de soustraire le malade ou le blessé aux soins inspirés par les préjugés, qui ne peuvent qu'aggraver son état.

Il est malheureusement d'observation courante que, malgré les efforts tentés de ce côté par l'intermédiaire de ces livres utiles, il y a bien peu de personnes, en dehors du monde médical, qui sachent ce qu'il est logique de faire en présence d'un accident grave plaçant quelquefois l'individu atteint entre la vie et la mort. On reste le témoin attristé et impuissant des souffrances d'autrui jusqu'à l'arrivée du médecin ; les minutes se sont écoulées, cruelles et angoissantes, et trop souvent l'homme de l'art ne peut que constater que le mal a fini son œuvre.

Rien n'est aussi pénible que l'inertie à laquelle on est condamné en face d'un malheur qui peut être irréparable s'il n'est conjuré à temps, et nous considérons comme un véritable devoir de compléter cet ouvrage par quelques conseils pratiques qui pourront permettre à chacun de donner des soins immédiats et efficaces dans les accidents les plus fréquents et dans les cas les plus graves.

Nous examinerons successivement à ce sujet : les empoisonnements, les asphyxies, les brûlures, les hémorragies, les piqûres et l'apoplexie.

Empoisonnements.

Les substances désignées sous le nom de *poisons* sont extrêmement nombreuses et elles agissent de façons très diverses sur l'organisme. Avant de passer aux détails sommaires que comporte ce vaste sujet, nous indiquerons les mesures générales qu'il est urgent de prendre dans tous les cas, même lorsque la nature du poison est totalement inconnue.

Ces mesures consistent : 1° *à faire évacuer le poison aussitôt et aussi complètement que possible ;* 2° *à administrer des substances capables de neutraliser les effets du poison.*

1° *Evacuation du poison.* — Au moment où l'on se trouve appelé auprès de malades présentant les symptômes d'un empoisonnement (douleurs vives dans l'estomac, dans les intestins, vomissements, sommeil irrésistible, convulsions, contractions des mâchoires, etc.), le poison est encore dans l'estomac ou bien il a déjà passé dans l'intestin. Il faut agir de façon à répondre à ces deux hypothèses.

L'estomac est débarrassé promptement par l'administration d'un vomitif (20 centigrammes d'émétique ou 2 grammes d'ipéca dans un verre d'eau pris dans un quart d'heure, en deux ou trois fois). En l'absence de vomitif, enfoncer le doigt dans la bouche du malade jusqu'à la luette, qu'on peut aussi exciter avec les barbes d'une plume. Pour faciliter les vomissements, donner de l'eau tiède non sucrée.

L'évacuation du poison contenu dans l'intestin se fait uniquement par les purgations et par les lavements : donner d'abord une cuillerée de magnésie calcinée délayée dans un peu d'eau, puis lavements purgatifs avec un quart de litre d'eau chaude dans laquelle on a fait dissoudre deux cuillerées de sel marin (sel de cuisine).

2° *Administration de substances neutralisantes.* — *L'eau albuminée*, qu'on obtient en battant quatre blancs d'œufs dans un litre d'eau et en filtrant ensuite ; le *lait*, l'*eau gommée* (30 grammes de gomme dans un litre d'eau) ; l'*eau de guimauve* (100 grammes de guimauve pour un litre d'eau), peuvent être administrées dans tous les cas d'empoisonnement.

Pendant qu'on procède à ces divers soins, il faut surveiller scrupuleusement le malade : s'il s'évanouit, on lui fait respirer des sels; si les extrémités inférieures se refroidissent, on lutte contre le refroidissement par l'emploi de cruchons d'eau chaude. de tuiles ou de briques chauffées, etc.

Lorsque la nature du poison est connue, ces premiers soins peuvent être continués d'après d'autres indications que nous allons passer sommairement en revue.

1° *Champignons.* — Vomitifs, purgatifs et lavements purgatifs; puis donner à boire du café, plus tard du lait et de l'eau de riz gommée; s'abstenir de vinaigre, même étendu d'eau; combattre les coliques violentes par des cataplasmes de farine de lin, des lavements de guimauve.

2° *Plantes vénéneuses.* — Même soins. Boissons alcooliques ; infusions de thé ou de café.

3° *Laudanum, opium, morphine.* — Vomitifs; puis café en abondance ou à son défaut une décoction d'écorce de bois (ou préparation au tannin).

Le vomitif doit être énergique pour vaincre l'engourdissement de l'estomac. Frictions, sinapismes. Tenir le malade éveillé.

4° *Acides* (acide oxalique, sel d'oseille, alun, acide sulfurique ou vitriol, acide azotique ou eau forte, etc.). — Vomitifs et purgatifs. Faire boire en abondance de l'eau dans laquelle on a délayé de la magnésie, de la craie ou du savon (15 à 20 grammes par litre); puis, lorsque les liquides rejetés ne contiennent plus d'acide, donner de l'eau albumineuse, du lait coupé d'eau; appliquer des cataplasmes sur les régions douloureuses.

5° *Alcalis* (potasse, soude, ammoniaque, carbonate d'ammoniaque, eau de Javelle, chaux, etc.). —

Vomitifs et purgatifs; puis donner en abondance de l'eau vinaigrée (100 grammes de vinaigre par litre d'eau), du jus de citron; continuer par eau albumineuse, lait.

6° *Sublimé ou bichlorure de mercure, composés mercuriels.* — Donner immédiatement un verre d'eau albumineuse; provoquer ensuite les vomissements en titillant la luette; recommencer trois ou quatre fois. L'albumine forme avec les composés du mercure des corps insolubles ou peu solubles et par conséquent empêche leur absorption. Ne pas employer d'eau salée.

Les eaux sulfureuses (Eaux-Bonnes, Cauterets, Enghien, etc.) sont aussi de bons contrepoisons dans cette catégorie d'empoisonnements.

7° *Emétique.* — Le poison provoque lui-même les vomissements. Le tannin est un excellent contrepoison (2 grammes pour 100 d'eau); à défaut de tannin, donner des décoctions d'écorce ou de noix de galle.

8° *Phosphore* (allumettes, pâtes phosphorées). — Vomitifs et purgatifs. Donner ensuite de l'eau albumineuse. Ne donner ni huiles ni corps gras qui ont la propriété de dissoudre le phosphore et qui par suite favorisent son absorption.

5° *Arsenic* (arsenic du commerce ou mort-aux-rats, arséniates, orpiment, réalgar, vert de Scheele, etc.). Faire vomir en titillant la luette et en donnant de l'eau tiède, puis purgatif; ensuite, donner tous les quarts d'heure un verre de magnésie hydratée obtenue en faisant bouillir pendant environ vingt minutes 20 grammes de magnésie calcinée dans 500 grammes d'eau; boissons réconfortantes (punch, vin chaud), frictions, etc.

10° *Vert-de-gris, vitriol bleu.* — Vomitifs et purgatifs; eau albumineuse en grande quantité.

Asphyxies.

Les asphyxies se produisent : 1° lorsque l'air ne peut plus entrer dans les poumons, comme dans la strangulation et la pendaison, etc.; 2° lorsque l'air de la respiration est vicié par des gaz délétères, comme les vapeurs du charbon, les gaz de la fermentation, etc.

A quelques causes que soient dues les asphyxies, il est important : 1° *d'agir immédiatement*, ce qui est la première condition du succès; 2° *de ne point se décourager* si les premiers soins n'ont pas un résultat rapide, car des asphyxiés ont pu être ramenés à la vie après huit et dix heures d'efforts persévérants.

Dans tous les cas d'asphyxies, après avoir enlevé rapidement les vêtements — on les coupe avec des ciseaux si cela est nécessaire (noyés) — et après avoir couché le malade de façon que le haut du corps soit légèrement relevé, on ouvre la bouche de l'asphyxié, on maintient les mâchoires écartées à l'aide d'un bouchon placé entre les molaires, on tire la langue au dehors en la prenant avec un mouchoir et on approche des narines le goulot d'un flacon d'alcali ou une allumette enflammée, pendant que d'autres personnes cherchent à ramener la circulation du sang et la chaleur du corps à l'aide de frictions, de briques chaudes, de fers chauds, etc.

Si ces mesures rapides restent sans résultats, il faut avoir recours à la *respiration artificielle.* Le procédé le plus simple de respiration artificielle consiste à appliquer sa bouche sur celle du malade, dont on serre le nez avec les mains, et à souffler fortement plusieurs fois de suite. Un autre procédé qui donne de meilleurs résultats consiste à placer dans l'une des narines de l'asphyxié un tube quelconque, tel qu'un tuyau de pipe, et à souffler dans ce tube, mais en empêchant l'air de sortir par la bouche et l'autre narine avant d'avoir passé dans les poumons.

Afin d'aider au retour des mouvements nécessaires à la respiration, il faut lever et abaisser successivement les bras de l'asphyxié ou, ce qui vaut mieux, comprimer la poitrine par les côtés, de façon à simuler les mouvements respiratoires.

Ces mesures générales sont susceptibles de quelques modifications secondaires suivant la nature de l'asphyxie : aussi devons-nous examiner succinctement quelques cas spéciaux :

1° *Asphyxies par l'air vicié, l'acide carbonique (fermentation), l'oxyde de carbone (vapeurs de charbon), gaz des fosses d'aisances, des égoûts.* — Tenir le malade au grand air, la tête haute, les habits ouverts, projeter sur sa figure de l'eau froide par potées, donner des lavements purgatifs ; éviter le soleil, les lits chauds, ne rien donner à boire avant que le malade n'ait respiré de lui-même.

2° *Asphyxies par pendaison.* — Contrairement au préjugé trop répandu, couper immédiatement la corde en soutenant le corps de l'asphyxié, desserrer les liens qui entourent le cou sans attendre l'arrivée des autorités ou de témoins. Tête un peu élevée, chaleur, frictions, respiration artificielle, etc.

3° *Noyés.* — Retirer de l'eau dès la découverte du corps, sans se préoccuper de l'arrivée des autorités; porter le noyé dans une pièce modérément chaude; couper les vêtements, débarrasser la bouche des mucosités ou des saletés qui la remplissent; puis, soins généraux indiqués plus haut. Sous aucun prétexte, ne pas permettre que le noyé soit suspendu par les pieds, la tête en bas; coucher l'asphyxié sur le côté droit, la tête légèrement inclinée pendant quelques secondes pour l'écoulement de l'eau avalée.

Brûlures.

Les brûlures sont produites par l'action sur la peau du feu, des objets très chauds ou des substances caustiques.

Si elles sont faibles, la peau est rougie, mais il ne se forme pas d'ampoules. Placer immédiatement sur les parties atteintes des compresses imbibées d'eau blanche fraîche ou de la pulpe de pommes de terre râpées ou de la poudre d'amidon ou, en un mot, toute substance qui empêche le contact de l'air.

Plus fortes, les brûlures sont caractérisées par la formation d'ampoules qui se remplissent d'un liquide séreux. Ouvrir les ampoules dès qu'elles sont formées; pansements avec le liniment oléo-calcaire préparé en agitant 100 grammes d'huile d'amandes douces dans 900 grammes d'eau de chaux; n'employer que l'espèce de crème qui surnage au-dessus de l'eau. Ce liniment n'ayant, en définitive, d'autre objet que d'empêcher le contact de l'air, peut être remplacé par la confiture de groseilles, la pulpe de pommes de terre, une forte solution d'alun dans l'eau, etc.

A un degré encore plus fort, les brûlures ont eu pour effet de détruire la peau et les tissus qu'elle recouvre. Mêmes soins généraux que dans le cas précédent. Si les douleurs sont trop violentes, mouiller les compresses employées avec une solution de 10 grammes de laudanum dans un litre d'eau.

Lorsque le feu a pris aux vêtements d'une personne, il faut immédiatement l'envelopper avec force dans les premiers objets qui tombent sous la main, (draps, couvertures, tapis, manteaux, etc.), car les brûlures étendues sont d'une extrême gravité.

Hémorragies.

Les hémorragies ou écoulement de sang que nous avons spécialement en vue ici sont celles qui résultent d'une plaie récente. S'il est bon qu'un peu de sang sorte d'une plaie, il n'en est pas moins vrai qu'il faut essayer d'arrêter l'hémorragie aussitôt que possible.

Le sang qui s'écoule en nappe, sans jet, provient de la rupture des capillaires. Des lotions froides, le rapprochement des lèvres de la plaie et une pression modérée suffisent souvent à arrêter l'écoulement dans ce cas; si l'écoulement persiste. employer le perchlorure de fer, ou l'alun, ou le sulfate de fer en poudre.

Le sang qui s'écoule en jet continu et dont la couleur est rouge noir provient de la rupture des veines. Exercer une compression sur le trajet de la veine à l'aide des deux pouces appliqués l'un sur l'autre; placer aussi haut que possible les parties qui sont le siège de l'hémorragie; donner un cordial (vin, chartreuse, etc., étendus d'eau).

Lorsque du sang d'un rouge vif s'écoule en jet saccadé, il provient de la rupture d'une artère; mêmes soins que dans le cas précédent. Éviter, par l'administration de quelques gouttes de cordial, qu'une syncope se produise, et, si elle se produit, faire revenir le malade à lui le plus lentement possible.

Quand l'hémorragie est arrêtée, essuyer les bords de la plaie avec un linge fin, en rapprocher exactement les deux lèvres et maintenir dans cette position avec quelques bandelettes étroites de sparadrap.

Piqûres ou plaies envenimées.

Nous voulons examiner seulement les premiers soins qu'il faut donner en présence de piqûres ou de plaies produites par les animaux venimeux armés de dents, de dards, d'aiguillons, et qui laissent un venin dans la blessure.

1° *Morsures de vipères.* — Si la morsure est récente, faire une ligature modérément serrée au-dessus de la plaie, afin d'empêcher le venin d'arriver au cœur, d'où il se diffuserait dans tous les organes;

élargir la plaie avec un instrument tranchant, la laver à grande eau et la faire saigner autant que possible par l'application d'une ventouse ou, à son défaut, employer un verre ou une tasse dont les bords produiront une compression. Pratiquer des succions avec la bouche sur la plaie est un excellent moyen qui n'offre aucun danger s'il n'y a aucune écorchure dans la bouche; puis cautériser profondément la plaie avec un morceau de fer quelconque chauffé à blanc; tenir le malade chaudement et le réconforter par du vin chaud, du thé, du rhum.

2° *Piqûres d'abeilles*, de *guèpes* (insectes venimeux) de *scorpions*, de *tarentules*. — Retirer les dards ou les aiguillons qui peuvent être restés dans la plaie avec le venin qu'ils renferment; cautériser légèrement les points atteints avec de l'ammoniaque pure; appliquer des compresses d'eau vinaigrée; réconforter le malade.

Piqûres de mouches charbonneuses. — Toute piqûre qui s'envenime doit être immédiatement traitée avec énergie, car elle peut avoir été faite par des mouches ou d'autres insectes porteurs de microbes du charbon. Le premier traitement consistera à laisser tomber sur la piqûre une goutte du mélange obtenu avec 9 parties d'acide phénique et 1 partie d'alcool. Si, au moment d'agir, la plaie est déjà étendue sous forme d'une plaque lenticulaire, l'ouvrir en croix avec un instrument tranchant (couteau, ciseau) et cautériser profondément avec un fer chauffé à blanc, puis compresses d'eau-de-vie camphrée; prévenir immédiatement le médecin.

Apoplexie.

L'*apoplexie*, désignée aussi sous les noms de *congestion cérébrale*, de *coup de sang*, est produite lorsque le sang se porte au cerveau avec trop de violence.

Dès qu'un accident de ce genre se manifeste, il faut s'efforcer de rétablir la circulation normale. Pour cela, on place le malade sur un lit, la tête haute, les jambes pendantes ; on desserre la cravate ou les liens qui peuvent gêner la respiration et on applique sur la tête des compresses imbibées d'eau fraîche vinaigrée ou d'eau sédative. Si l'on a de la glace, on en remplit une vessie qu'on place sur le crâne et sur le front. Il faut, en outre, que l'air se renouvelle autour du malade ; pour cela, il suffit de l'agiter avec un éventail ou un mouchoir. Des sinapismes appliqués à la poitrine, aux mollets, attireront le sang vers les membres ; un ou deux lavements purgatifs auront un résultat analogue du côté de l'intestin.

S'abstenir, en tout cas, d'odeurs fortes (alcali, vinaigre, etc.) qui seraient nuisibles. Ne donner au malade, avant qu'il n'ait repris connaissance, aucun aliment solide ou liquide ; mais alors on pourra donner à boire quelques cuillerées d'eau fraîche avec quelques gouttes de sirop de vinaigre, d'éther ou de mélisse, etc.

FIN.

TABLE DES MATIÈRES

Toulouse, Imp. Douladoure-Privat, rue St-Rome, 39. — 8742

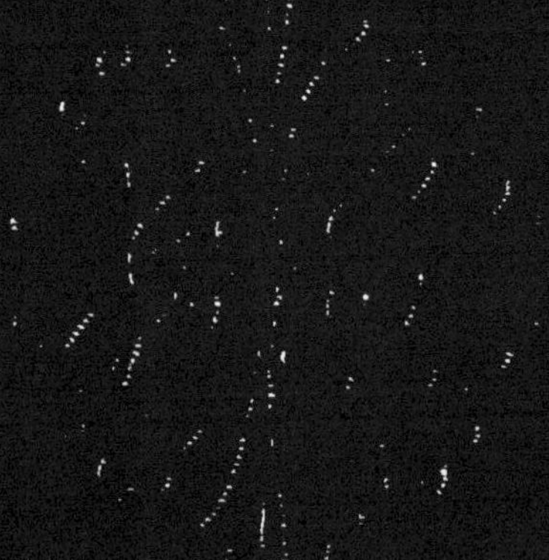

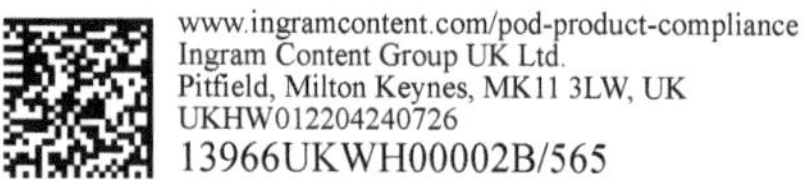
www.ingramcontent.com/pod-product-compliance
Ingram Content Group UK Ltd.
Pitfield, Milton Keynes, MK11 3LW, UK
UKHW012204240726
13966UKWH00002B/565

9 782011 790699